La chambre vide

Données de catalogage avant publication (Canada)

Paquin, Caroline, 1968-
  La chambre vide

    ISBN 2-89074-712-3

    I. Nourrissons - Mort - Aspect psychologique. 2. Mortinatalité - Aspect psychologique. 3. Mères - Psychologie. 4. Paquin, Caroline, 1968-   . I. Titre.

RJ59.P36 2005   362.198'392'0019   C2005-941148-1

Édition
Les Éditions de Mortagne
Case postale 116
Boucherville (Québec)
J4B 5E6

Distribution
Tél. : (450) 641-2387
Téléc. : (450) 655-6092
Courriel : edm@editionsdemortagne.qc.ca

Dépôt légal
Bibliothèque nationale du Canada
Bibliothèque nationale du Québec
Bibliothèque Nationale de France
4ᵉ trimestre 2005

ISBN : 2-89074-712-3

1 2 3 4 5 – 05 – 09 08 07 06 05

Imprimé au Canada

Nous reconnaissons l'aide financière du gouvernement du Canada par l'entremise du Programme d'aide au développement de l'industrie de l'édition (PADIÉ) et celle du gouvernement du Québec par l'entremise de la Société de développement des entreprises culturelles (SODEC) pour nos activités d'édition. Gouvernement du Québec – Programme de crédit d'impôt pour l'édition de livres – Gestion SODEC.

Caroline Paquin

La chambre vide

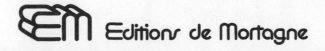

Éditions de Mortagne

À la mémoire de ma fille Romy.

À tous les parents qui ont aussi perdu un enfant.

SOMMAIRE

« La fin de l'espoir est le commencement de la mort. »

Charles de Gaulle

Chapitre 1
La chambre des maîtres

« Dans chaque vie, dans chaque cœur,
un jour, résonne la douleur du monde. »

Claude Aveline

*E*ntre deux contractions, les mains de la sage-femme cherchent. Elles cherchent désespérément le cœur de ma fille Romy. Cette sage-femme, penchée sur mon ventre rond comme si elle voulait plonger au plus creux de mes entrailles, m'est devenue plus que familière au cours des derniers mois, peut-être même un peu trop...

Car, bien que ce soit une bonne amie à moi qui me l'ait recommandée, il me semble anormal que, tout au long de ses nombreuses visites à domicile, j'en aie su davantage sur elle qu'elle ait cherché à en connaître sur moi. Sa vie, elle me l'a racontée de long en large deux fois plutôt qu'une, sans que je réussisse à lui glisser le moindre mot de la plus bénigne de mes inquiétudes de mère en devenir. Mais, polie comme je suis, en silence, avec sollicitude, attentivement, chaque fois, je l'ai écoutée...

Ainsi, je connais cette femme, une drôle de bonne femme attendrissante, trop affolée par sa propre vie pour s'arrêter à celle des autres... Oui ! Je connais cette femme et son visage... Un visage rond, encore enfantin, qui s'illumine lorsqu'il raconte une naissance. Mais là, il ne raconte rien ; il se tait, et son air sérieux m'effraie.

Elle et l'enfant savent déjà...

Moi, j'attends, interdite. Bien que les battements du petit cœur entendus tout au long de ma grossesse se refusent à la nuit qui s'achève, j'espère. En fait, je ne comprends pas – ou plutôt je ne veux pas comprendre, pas tout de suite. Les contractions continuent. N'est-ce pas un signe que tout est normal ? Je souffre parce que mon corps s'apprête à expulser une enfant que Pierre et moi espérons et imaginons depuis trente-huit semaines aujourd'hui.

Après deux cent soixante-six jours d'attente, nous verrons enfin son visage, nous sentirons enfin son petit corps chaud bien collé contre notre cœur ému... Bientôt, nous serons de vrais parents. Bientôt, je serai une vraie maman. Bientôt, Romy sera là. Tous mes efforts n'auront pas été vains. Ma fille, sur mon ventre nu et vide, cherchera mon sein généreux. Moi, les yeux remplis de larmes, étranglée par une joie indicible, je la guiderai en silence jusqu'à lui.

Valérie me dit qu'on va se rendre à l'hôpital pour écouter le cœur avec une machine plus sophistiquée, qu'on reviendra à la maison ensuite pour poursuivre le travail et qu'on retournera à l'hôpital plus tard. Une autre contraction s'empare de tout mon être. Je me lève. Je respire profondément comme je l'ai appris dans les cours prénataux. J'ai toujours été une bonne élève.

Le travail en est à sa première phase. Le col de mon utérus est dilaté à un centimètre. Il est six heures du matin. Il y a donc un peu plus de six heures que le travail est commencé. Ça progresse tranquillement, mais ça progresse. Je me concentre sur ces détails techniques. Je me répète que tout se passe comme prévu, que cette petite visite à l'hôpital n'est qu'une formalité. Oui, c'est cela : une formalité, un détail auquel je n'attacherai plus aucune importance lorsque nous regagnerons la maison, rassurés.

J'anticipe déjà avec soulagement le retour dans notre appartement nouvellement aménagé. Depuis deux mois, j'ai plus d'une fois pressé Pierre de peindre et j'ai moi-même, lorsque le rythme me semblait quelque peu ralentir, participé à l'installation jusqu'à m'épuiser. Comme si Romy allait se préoccuper de la couleur de sa chambre... La vérité, c'est que ça me rassurait d'ériger le cadre autour de la nouvelle image à apparaître et que les tensions que mon contrôle pouvait engendrer sur mon couple m'indifféraient. Je voulais être maître de la chambre de ma fille, de la mienne et de tout l'appartement. Mais j'ignorais alors que le seul maître à bord, ce serait le destin aux pieds de qui j'allais m'étendre comme un chien asservi qui n'a aucune emprise sur la main qui le frappe quand bon lui semble.

Un bon bain à la lueur d'une bougie, voilà ce qui saura apaiser ma douleur une fois revenue à la maison ! Aussi longtemps que possible, j'immergerai mes membres trem-blants dans l'eau chaude. En espérant le moment de la grande délivrance, je noierai patiemment, l'une après l'autre, mes contractions. D'abord farouche, mon corps se calmera peu à peu pour finir par faire de la douleur, celle qu'il croyait être son adversaire, une alliée. Portée par cette force souter-raine ranimée, je serai courageuse. Oui, comme toujours et même plus que jamais, je serai courageuse !

Et lorsque je sortirai de cette longue bataille, la main de Pierre caressera avec sollicitude mon dos fatigué. Je me concentrerai alors sur la douce chaleur que cette dernière dégage toujours. Le travail suivra son cours, nous retourne-rons à l'hôpital et ma fille apparaîtra sur mon corps épuisé, mais combien comblé.

Pierre est là, tout près. Sa présence me rassure même si je le sens aussi inquiet que moi. Tandis que je m'habille, il prend les clés que lui tend Valérie. C'est lui qui conduira la fourgonnette de cette dernière. Confuse, aidée de ma sage-femme, je suis Pierre. Silencieux, nous descendons tous l'escalier qui mène à la rue Saint-Urbain.

Le bruit du trafic, comme amplifié par une panique intérieure que je tente d'étouffer, m'agresse. Le mouvement des voitures engagées dans une course folle m'étourdit. Tout va trop vite pour mon petit personnage au ralenti. Tout m'échappe. J'ai peur. J'ai mal. Je pense à demander l'heure... Mais quelle importance ? Je préfère me taire. Je préfère ne pas savoir... Il doit être autour de sept heures.

Je m'installe sur la banquette arrière avec ma sage-femme. Je n'arrive pas à rester assise... Les genoux au sol, la tête penchée et appuyée sur un oreiller, je redoute le pire. Chaque contraction me secoue le corps et le cœur. Pierre est au volant. Valérie lui indique le chemin. Très peu de paroles s'échangent. On avance. Je me laisse porter, transporter. Je ferme les yeux très fort. Je n'ai aucune envie de regarder la route devant. De toute façon, la vie a déjà décidé pour moi où elle veut m'emmener.

Tant bien que mal, je m'évertue à repousser les pensées négatives qui se pressent dans ma tête. Tout va bien se passer. Rien ne peut arriver à ma fille. Rien n'a pu arriver à ma fille. Depuis le début de ma grossesse, j'ai tellement fait attention. Nourriture, exercices... Rien n'a été laissé au hasard. Même à la fin, moi qui suis incapable de rester en place, je me suis beaucoup reposée. Il faut dire que mon nerf sciatique gauche me faisait tellement souffrir que j'étais plutôt limitée dans mes allées et venues.

Quand marcher de la chambre à la salle de bain devient pénible, ralentir s'impose d'emblée. La nuit, Pierre avait le temps de se tirer du lit, d'aller aux toilettes et de revenir se coucher alors que j'essayais encore, à l'aide d'un coude, de soulever le haut de mon corps, anxieuse de pouvoir soulager ma vessie... Et lorsque, enfin allongé, il remontait les couvertures sous son menton, nous éclations de rire. C'est que la scène se répétait ainsi au moins cinq fois par nuit et, chaque fois, Pierre finissait par me pousser hors du lit comme si je pesais trois cents livres.

Valérie conseille à Pierre de se rendre directement au stationnement de l'hôpital. Pierre suit les consignes à la lettre. Se laisser guider ainsi, sans mot dire, ne lui ressemble vraiment pas – dommage ! parfois, ce serait tellement plus simple... Cette docilité inhabituelle ne peut que cacher un trouble démesurément grand. Une alarme stridente résonne dans ma tête : si Pierre est autant dérouté, c'est qu'un danger réel nous guette. Le train de notre vie va ralentir, freiner, s'arrêter... Notre train va dérailler... Notre vie va prendre le champ.

On sort de la camionnette. Je regrette presque qu'un accident fatal ne nous ait pas sauvés. Qu'est-on venu chercher ici ? Des corridors brouillés par mes larmes retenues ? Des planchers qui défilent sous mes pas chancelants ? Un cœur ? Oui ! Un cœur ! C'est ce qu'on est venu chercher. Un cœur qu'on voudrait entendre battre à tout rompre.

Des mains, de plus en plus tremblantes, se succèdent. Au tour des infirmières de chercher. Les cœurs sont faits pour battre, surtout ceux des enfants. Le silence pèse. Je voudrais crier. Interrompre mon rêve qui se transforme en cauchemar. Mais je reste là avec mon regard qui balaie tout ce qui l'entoure. Il va de Valérie à Pierre, de Pierre aux infirmières et revient à mon ventre.

Que de regards désolés, plus vides et livides qu'une nuit blanche, s'arrêtent sur moi, pèsent sur moi ! Pourtant, je continue d'espérer. Mon bébé doit être mal positionné. C'est ça... C'est juste ça ! Soupirs ! L'échographie, la prochaine étape, nous le confirmera. Mon accouchement se conclura par une césarienne. Ce n'était pas la scène prévue ; mais pour avoir ma fille, il faudra me soumettre. Une baguette magique épousera mon ventre pour en retirer cette petite fée de laquelle j'ai tant rêvé.

Assise dans un fauteuil roulant avec, toujours à ma suite, Pierre et Valérie, nous avançons. Un corridor, l'ascenseur, un autre corridor et une attente qui n'en finit plus. Aux quatre minutes, je me lève. Mes bras ceignent le cou de Pierre, ma tête se pose sur ses épaules. Les contractions continuent. Je m'abandonne. Je m'en remets à lui. Une éternité... La souffrance physique est insupportable. L'horloge sur le mur en face de moi aussi.

Seul un médecin peut établir un diagnostic. À neuf heures et demie, il – ou plutôt elle – arrive enfin. Je me retrouve dans cette même salle où je suis venue aux vingtième et trente-quatrième semaines de ma grossesse. Là où j'ai su que je portais un bébé en pleine santé à deux reprises plutôt qu'une. Là où l'on m'a appris et confirmé plus tard que ce bébé était une fille, comme je l'avais souhaité. Mon ventre disparaît sous un geste sûr et machinal. Romy apparaît sur l'écran. Une voix s'élève. Quelques mots viennent tuer le silence : « Il n'y a pas d'activité cardiaque. »

Rien d'autre à dire. Le médecin, lui, sort de la pièce. Moi, je ne peux m'échapper de ce cauchemar. La vie ressemble parfois étrangement aux mauvais films d'horreur. *The show must go on.* Maintenant, il me faut accoucher. Pierre pleure et Valérie, en retenant ses larmes et d'une voix éteinte, me propose : « Est-ce que tu veux que je demande à ta sœur Sylvie de venir ? »

Ma bouche, interdite, n'arrive pas à s'ouvrir. Je voudrais retenir ma respiration jusqu'à ce que mon cœur s'arrête de battre aussi. Qu'est-ce qu'on peut bien vouloir avec un bébé mort au creux du ventre ? Qu'est-ce qu'on peut bien vouloir lorsque notre enfant n'est plus avant même d'exister ? « Oui ! » Je veux que ma sœur, qui devait être la marraine, soit là. Je sais que c'est déraisonnable, elle a trois enfants qui vont revenir de l'école à quatre heures ; mais pour une fois, je crie à l'aide.

Je voulais un accouchement naturel... Je me savais capable de supporter la douleur. C'était un beau défi que je lançais à la nature. Tenter de voir venir ma fille au grand jour avec tous mes sens en éveil. Un défi auquel l'avenir donnait tout son sens. Il me fallait retenir le moindre détail de cette scène pour pouvoir un jour la raconter à ma fille.

– Je ne veux plus souffrir, Valérie, je ne veux plus souffrir. Je veux l'épidural le plus vite possible. Tout de suite... ne plus rien sentir.

Chapitre 2
La chambre à gaz

« La mort et les larmes sont mes parures. »

Anne Hébert

*S*ur mes épaules, une « jaquette » bleue glisse. Je m'étais juré de ne jamais revêtir cette horreur, pas pour mon accouchement. Mais toutes mes promesses, des plus futiles aux plus importantes, semblent s'envoler les unes après les autres. Mon dos nu, courbé et soumis comme un arbre en pleine tempête, s'offre aux mains de l'anesthésiste.

– Arrondissez un peu plus le dos... Je vais insérer l'aiguille maintenant... L'épidural devrait agir dans quelques minutes. Vous sentirez beaucoup moins les contractions.

Il est maintenant onze heures. À travers mes larmes, une fenêtre laisse entrer le jour. Dehors, sous un ciel trop bleu, sous un soleil trop radieux, Montréal s'agite. J'imagine tous ces gens qui vont et viennent avec insouciance. La vie autour qui continue... Pourquoi des mains funèbres, sorties on ne sait d'où, se referment-elles sur Pierre et moi comme un étau jusqu'à rompre le moindre rêve fait pour Romy ? Que faire quand l'avenir s'éparpille à nos pieds en mille éclats de verre brisé ? C'est à une naissance qu'on s'était préparé, pas à une mort.

– J'ai encore mal. Est-ce qu'on peut augmenter la dose d'épidural ?

Ma voix se fait timide. Je murmure pour ne pas hurler. J'ai tellement mal. Une infirmière appuie sa paume sur mon front, me regarde tendrement, me couvre de bonnes paroles... Longtemps ! Elle connaît la souffrance humaine. Tant de compassion – une compassion qu'aucun de mes parents ne m'a jamais manifestée – avive ma peine. Tout mon être, à vif, écorché même par la plus douce étreinte – *surtout* par la plus douce étreinte – se replie sur lui-même.

Le flot de mes larmes m'emporte très loin. Je ne suis qu'un frêle radeau à la dérive. Ma tête se cogne contre d'énormes rochers. La mère que j'aurais souhaité avoir et que je voulais être pour ma fille, le père que j'aurais voulu avoir et que j'avais choisi pour ma fille, mon enfance volée que j'aurais retrouvée et lui aurais offerte... Romy ! Oh, ma Romy ! Pourquoi être partie ainsi, sans même m'avertir ?

J'aurais pu te retenir, te raconter le bonheur... Tes pieds encore malhabiles s'échappant dans l'herbe fraîche tandis que j'aurais tenté de t'attraper par-derrière, ta main délicate fermée sur un crayon pour réaliser tes premiers gribouillis que j'aurais conservés comme le plus grand des trésors, tes cheveux fins que j'aurais vu s'allonger après – au dire de plusieurs – m'avoir causé tant de brûlures d'estomac. Le bonheur, Romy, je t'aurais raconté le bonheur de te savoir là...

– Oui. Je vais l'augmenter. Ne vous inquiétez pas. Vous n'aurez qu'à me le dire si ce n'est pas suffisant...

Ce n'est pas suffisant, ce ne sera jamais suffisant... J'ai tellement mal ! La misère qui m'étreint de toutes ses forces, qui me retient, est sans merci. La misère qui m'empoigne sauvagement, qui me colle à la peau, est acide. Par chaque pore, elle pénètre, elle brûle, elle dévaste. Elle est en moi. Elle persiste. Sur mes rêves les plus profonds, elle coule, elle se déverse. Elle défigure l'avenir, elle défigure mon avenir. Je ne serai plus jamais la même...

Sylvie, ma sœur, entre avec Marc, son conjoint. L'effroi sur quatre pattes s'approche. Il avance lentement, tel un grand cheval noir déjà épuisé par un long voyage imprévu qui vient, pourtant, à peine de commencer. Sa vue me glace les veines. Le bruit de ses sabots hésitants résonne dans ma tête. Il frappe contre mes tempes. La mort assomme tous les survivants.

— Merci d'être venus. Marc, tu ne travailles pas ?

— J'ai pris congé. On voulait être là tous les deux. Il y a une gardienne à la maison pour s'occuper des enfants. On peut rester le temps qu'il faudra.

Ma sœur s'approche, serre d'abord dans ses bras Pierre resté debout à mes côtés depuis le début, puis se penche vers moi. Sa main s'arrête sur mon bras.

— Caroline, je suis tellement désolée. On va accueillir Romy. Je suis certaine qu'elle va être très belle... Elle repose sûrement déjà en paix. C'est un petit ange qui arrive dans ta vie...

Une colère gronde, monte en moi. Ma gorge nouée l'empêche de se déverser. S'il se manifestait, ce volcan, il risquerait de tout ravager sur son passage. Mon silence absolu n'a d'égal que mon envie de crier à l'injustice : « Un ange ! Ce n'est pas un ange que je veux, c'est ma petite fille. Et qu'est-ce qu'une enfant morte peut avoir de beau ? C'est effrayant ! »

J'ai tellement peur. L'idée qu'on m'abandonne une enfant morte dans les bras me terrorise. Je me sens moi-même comme une moribonde. L'épidural, le monitoring, le soluté... Je suis clouée au lit, sans force. L'Univers devrait en profiter pour s'abattre sur moi. Qu'il en finisse avec ma vie, qu'il ne fasse pas les choses à moitié ! Une mère privée de son enfant n'a plus sa raison d'être. Qu'on me transfère dans une chambre à gaz au plus vite ! Qu'on efface proprement cet énorme gâchis qu'est devenue ma vie !

Les mains sur mon visage, j'essaie d'étouffer mes pleurs. Toute ma personne, réduite à l'impuissance, voudrait se révolter. Des mots, impossibles à retenir, vomis par ma raison, sortent :

– Pourquoi moi ? Pourquoi ma fille ? Mais qu'est-ce que j'ai fait pour mériter ça ? Qu'est-ce que j'ai fait ?

Pierre, Valérie, Sylvie, Marc, les infirmières... tous me consolent de leur mieux. Pierre ! Je me sens tout à coup égoïste, il m'apparaît évident qu'on ne s'occupe pas assez du père. Ce n'est pas parce qu'il ne souffre pas physiquement qu'il a moins mal que moi.

– Va t'asseoir. Tu dois être fatigué. Tu n'as rien mangé encore depuis ce matin. Va te chercher quelque chose.

– Non, je veux rester près de toi, réplique-t-il, les yeux remplis de larmes, en promenant sa main dans mes cheveux. Je t'aime...

– ...

J'ouvre la bouche pour répondre à son amour. Rien, rien ne vient... même pas un murmure pour le rassurer... pour me rassurer. Je le regarde en silence, et ce silence me trouble ; je me sens si étrangère à cette main qu'il me tend. Pourtant, j'aime la présence de Pierre... J'adore sa présence. Elle m'apaise.

Près de moi, si près de moi, toujours près de moi, depuis presque deux ans et demi, s'élève un phare. Sa force réside dans ce pouvoir qu'il a d'éclairer mes sombres pensées. Sur lui aussi, la mer se déchaîne ; pourtant, il continue de veiller sur mon radeau. « Courage, rame jusqu'à moi, semble-t-il me dire, tu t'en sortiras. Je ne te laisserai pas sombrer dans ces eaux troubles. Je ne te laisserai jamais... »

J'agrippe la main de Pierre, pose mes lèvres, puis ma joue dessus. J'ai tant besoin qu'il reste à mes côtés... Que de manques passés se révèlent tout à coup vains ! Combien de fois j'ai voulu le trouver beau sans y arriver ! Combien de fois j'ai voulu le désirer sans y arriver ! Combien de fois j'ai repoussé la vérité trop difficile à assumer...

Pendant qu'on continue à s'affairer autour de moi, mes yeux s'arrêtent longuement sur Pierre. Et mon silence revient à la charge...

Je n'ai pas choisi un homme mais un genre d'homme... le genre bon gars... le genre aux antipodes du modèle paternel absent. « Les hommes sont tous des salauds ! » Bien que partial et simpliste, le topo, sur la question masculine toujours d'actualité chez nous, que ma mère se plaisait à répéter à qui ne pouvait plus l'entendre, avait le mérite d'être facile à retenir... trop facile à retenir.

En tout cas, la petite fille que j'étais alors l'avait bien appris ! Par conséquent, j'étais prête à tout pour ne pas finir aussi souffrante que le cœur maternel.

Voilà comment j'ai entrepris de devenir de moins en moins sensible et de plus en plus intelligente ! Avec le temps, j'ai ainsi cru comprendre que la meilleure façon de réussir une toile de maître est de choisir un modèle parfait ; le problème que je n'avais pas prévu, c'est qu'il faut tester plusieurs spécimens, tous plus imparfaits les uns que les autres, pour finalement réaliser qu'on n'est plus capable d'en souffrir aucun, même en peinture... Alors, on s'arrête et on choisit celui qui ressemble le moins au contre-exemple du départ. Puis, on s'en veut d'avoir perdu tout ce temps...

Mais, aujourd'hui, je peux me rassurer, j'ai quelqu'un sur qui je peux compter. N'est-ce pas tout ce qui importe ? J'ai quelqu'un sur qui me reposer, quelqu'un que je finirai peut-être un jour par aimer...

Une infirmière s'approche, me tire de mes excès de lucidité :

– Nous allons passer à la rupture des membranes. Le travail est un peu lent, ça va l'accélérer.

Puis Valérie renchérit, m'explique, m'examine... C'est curieux comme cette femme qui ne parle habituellement que d'elle-même, inégalable dans les monologues qu'elle qualifie, pour se donner bonne conscience, de conversations téléphoniques (ce genre de coup de fil qui vous rappelle à quel point le service de l'afficheur est indispensable à votre équilibre mental et qui vous fait prier pour que votre vieux répondeur impuissant à enregistrer un message au-delà de deux minutes ne rende jamais l'âme), avec qui je ne me suis jamais sentie écoutée tout au long de ma grossesse, s'intéresse tout à coup à moi. J'irais même jusqu'à dire qu'elle m'écoute. Je n'exagère pas : *elle m'écoute* ! Elle entend même ma peine. Les situations les plus dramatiques ont quelquefois des impacts heureux inespérés. Mais le moment est mal choisi pour engager une conversation où je pourrais enfin m'exprimer.

Le liquide amniotique, rempli de méconium, s'écoule. Une infirmière d'expérience suppose un accident de cordon. Romy s'est étouffée avec son cordon ombilical... Son cœur a cédé. J'en veux à la nature ! Je la déteste. Comment peut-elle être mal faite à ce point ? Comment la main qui nourrit peut-elle tuer ?

Des heures passent : des contractions de plus en plus intenses que je ne sens plus, un torrent de pleurs impétueux que je laisse se répandre, des voix qui me consolent et auxquelles je reste sourde, des mains incapables de me tirer de mon cauchemar qui se posent sur mon front et sur mes bras... Je suis si loin. Je suis si seule. Mes doigts affaiblis se ferment sur le bord du monde pour s'en extraire. Comment faire pour sortir de ma vie ?

Un prêtre – parce que j'ai manifesté le désir qu'on baptise ma fille – entre et s'approche lentement. Je ne fréquente pas l'Église, mais, enceinte, l'idée que ma fille reçoive ce premier sacrement m'importait. Les cérémonies religieuses recèlent un pouvoir bienfaisant qu'on néglige à tort, elles sont comme une pluie fraîche sur nos cœurs brûlants. Sur mon enfant endormie, je voulais que Dieu verse mille gouttes nouvelles et limpides. Pour Romy, j'espérais un moment béni, une quelconque intervention divine, qui la sauverait peut-être du monde sans pitié dans lequel je l'invitais à entrer.

Je ne pensais pas alors voir si juste. Pour la première fois, au plus profond de moi-même, je réalise aujourd'hui à quel point la vie est cruelle : comme bon lui semble, elle donne et prend ; comme bon lui semble, elle donne et reprend. Oui, comme bon lui semble, elle nous apprend !

Et je me disais aussi que, plus tard, ma fille souhaiterait peut-être, si ma vision poétique de la religion l'avait suffisamment enchantée, poursuivre cette démarche chrétienne initiée... Je sais que l'intérêt accordé au baptême n'a plus de sens aujourd'hui. Ma fille ne grandira pas. Ma fille n'aura jamais à se fixer sur quoi que ce soit. Tout est déjà décidé pour elle. C'est peut-être pourquoi, en ce jour où le glas sonne, je veux plus que jamais donner libre cours à mon élan romantique...

Le prêtre s'arrête à quelques pas du lit. Ses gestes et sa voix, timides, sont des plus respectueux. Son visage est beau. Sa vue me réconcilie pour un instant avec la vie. Bien que le français de cet homme soit quasi incompréhensible, l'intention derrière est si pure que chaque mot prononcé me touche. Troublée, j'apprends qu'on ne peut baptiser un enfant mort. L'homme, au regard rempli de tendresse, semble sincèrement désolé en m'expliquant pourquoi.

Le regard du prêtre fouille le sol à côté du lit. Il cherche une réponse. Or, Dieu ne se trouve vraisemblablement pas dans cette chambre aujourd'hui, car s'il s'y trouvait, je demanderais à Pierre de le sortir à coups de pied dans le derrière.

— Si vous ne pouvez pas la baptiser, faites une prière pour elle à voix haute.

— Puisque vous êtes en vie et que le bébé est encore en vous, je vais le baptiser... Lui avez-vous déjà choisi un nom ?

— Elle s'appelle Romy.

Les larmes que le nom de Romy ramènent n'en finissent plus se répandre sur mes joues. Deux rivières, sous mon regard lucide, coulent et vont s'évanouir sur mes lèvres tordues en une étrange grimace. Dieu veut baptiser depuis la nuit des temps. Eh bien, qu'il baptise pour une fois lorsqu'on en a vraiment envie ! Mal à l'aise, le prêtre comprend qu'il n'a pas le droit de me faire attendre plus longtemps. À peine commence-t-il à parler qu'un silence complet s'installe. Plus personne n'ose bouger. Ce moment est sacré, encore plus grand que je ne me l'étais imaginé.

– Dieu, prends à tes côtés Romy, la fille de Caroline et de Pierre... Qu'elle repose en paix près de toi... Au nom du Père, du Fils et du Saint-Esprit, Romy, je te baptise...

Ce sont là, à peu près, les mots que je réussis à décoder. Et, tandis qu'il prononce d'autres paroles consolantes, je me laisse envelopper par son regard pur et le ton de sa voix. Je voudrais que cet homme reste, qu'il reste pour recevoir Romy à son arrivée entre nos cœurs bousculés, qu'il la serre alors contre lui pour lui parler d'éternité, pour me parler d'éternité, pour nous faire croire à tous qu'elle existe vraiment, cette éternité sournoise qui me vole mon enfant... Mais, après avoir adressé un humble sourire à Pierre et à moi, il s'éloigne...

Et je sens, dans mes veines, tout mon sang qui se fige. Pourquoi Dieu m'abandonne-t-Il ainsi, en ce jour qui s'étire à perte de vue ? Il est dix-sept heures. Impossible d'échapper au temps qui passe. Une horloge sur le mur d'en face prend toute la place. Il n'y a qu'elle. Mes prunelles noires ne peuvent s'en détacher. Trois aiguilles, dont une qui trottine à un rythme provocateur, me confirment mon existence. Je vis. Je survis. Des secondes s'ajoutent à mes trente-cinq ans...

Enseignante de français et de littérature née le 9 août 1968... Lion ascendant Capricorne. Adore le cinéma de répertoire aux silences éloquents, le sport auquel elle s'adonne comme si elle avait cent livres à perdre, les conversations philosophiques qui tournent en rond, le bon vin (dans lequel ses lèvres n'ont pu se tremper depuis neuf mois) et les produits bio (même ceux qui exigent des muscles masticateurs un effort surhumain). Ne peut se passer de son séchoir à cheveux plus de vingt-quatre heures. Écrit des romans pour calmer sa profonde angoisse existentielle. Cumule les relations amoureuses insatisfaisantes, mais rassurantes, qui ont le mérite de ne pas trop remuer son cœur d'enfant blessée. Caresse un rêve tout simple, celui d'avoir une famille.

Et pourtant, la nuit, lorsque ma conscience s'éveille, je redoute le pire : ne jamais arriver à être cette mère que je rêvais d'avoir, enfant. Mais de quel genre de mère rêvais-je alors ? Heureuse ! Une mère heureuse ! Comme j'aurais voulu entendre, juste une fois, ma mère rire aux éclats !

Comme il aurait été bon de voir se rebiffer ma mère dépressive, abandonnée par « son sans-cœur de mari alcoolique », par « cet égoïste qui se la coulait douce, lui, avec sa maîtresse » tandis qu'elle, « elle pâtissait avec leurs six enfants qui l'empêchaient de vivre » parce que « les enfants, c'est tellement ingrat » ! Que serait-il arrivé si cette femme avait refusé au malheur le droit d'assiéger son foyer ? Cette femme se serait-elle aperçue que ses six enfants, tous des premiers de classe, s'acharnaient à s'effacer sous leur image d'enfant sage pour laisser tranquille une mère qui les menaçait de disparaître, elle aussi ?

Ma vie, résumée en quelques mots, en une petite annonce perdue dans le courrier des cœurs souffrants, m'apparaît absurde : je voulais être une mère heureuse et mon premier enfant, c'est en larmes que je l'accueillerai. De moi, Romy ne connaîtra que ma tristesse, que ma détresse... Je ne veux pas survivre à ma fille. Qu'on emporte cette mère éplorée que je suis devenue !

– On va commencer la poussée. On va redresser le lit.

– J'ai chaud.

– On peut peut-être enlever vos chaussettes.

Mes chaussettes enfilées en vitesse ? Je les avais oubliées, celles-là. Il faut dire que l'agencement avec la jaquette était des plus réussis. Exactement le même bleu. Je viens peut-être de trouver une nouvelle raison de vivre : fabriquer des bas de laine bleue pour les hôpitaux. Juste pour apprendre le tricot, il me faudra au moins une année. Mon congé de maternité promet d'être fort occupé.

J'essaie de retirer mes chaussettes... Pierre le fait finalement pour moi. Et la poussée commence. Et la poussée continue... Et la poussée n'en finit plus. Dix-sept, dix-huit, dix-neuf heures... Mon corps, agité de spasmes, ne répond plus au compte de dix qu'on répète depuis au moins mille fois pour m'encourager dans un travail qui stagne. Vingt heures. Pierre à ma droite et Marc à ma gauche me tiennent les jambes. Je veux juste que ça finisse, que cette douleur qui m'empoigne le cœur me laisse tranquille. Pierre qui a à peine parlé jusqu'à maintenant se prononce :

– Faites quelque chose. Elle n'en peut plus.

– Encore une demi-heure, ose dire le médecin. On va essayer encore une demi-heure et après on verra...

– On verra quoi ? Si ma femme est encore plus épuisée que maintenant ? C'est assez. Utilisez la ventouse. Faites quelque chose. On n'attendra pas deux minutes de plus.

Ébranlé par la mort de Romy et par l'idée que la mienne puisse suivre d'un peu trop près, Pierre craque. Les yeux salés, il s'accroche à mon radeau. Je suis la mer morte sur laquelle il dérive. Et je me dis que si ma vie n'a plus de sens pour moi-même, c'est au nom de cet homme que je regagnerai le rivage.

L'amour qu'il m'a témoigné jusqu'à maintenant, je dois le lui rendre... en double, pour pallier aux manques passés. Je dois aimer cet homme, il le mérite. Même aveuglée par mes paupières repliées sur elles-mêmes pour contenir une peine trop grande, je fouillerai le monde à la recherche de terres meilleures et fertiles où nous nous retrouverons.

Le médecin est le seul intervenant désagréable – mais, dans tout bon récit, il faut un méchant... Malheureusement, il ne s'agit pas ici de l'un de ces fameux vauriens dont la seule vue de l'ombre fait trembler. Il est plutôt question d'un méchant par défaut. Je m'explique... Un méchant par défaut est un type sans panache aucun, manifestant un manque si incommensurable de connaissance de l'âme humaine et une incapacité tellement outrageante à manifester toute forme de compassion que jouer au héros sonnerait bien faux... Aussi, le méchant par défaut est le dernier à se voir attribuer un rôle. Et dans ce rôle, il n'arrive souvent qu'à communiquer ce qu'il ressent : un profond malaise. Il faut dire que le héros, héros de par sa nature profonde (qui parlait un peu mal le français, mais bon…), est passé avant lui. Il n'avait aucune connaissance médicale, pourtant il a su prendre soin de mon âme, beaucoup plus mal en point que mon corps.

Les mains du médecin, malhabiles, prolongées par la ventouse, s'y prennent à plusieurs reprises pour m'arracher cette fille que mon corps semble se refuser à laisser sortir. J'ai si peur. J'imagine le pire. Un petit être couvert de méconium, un visage torturé, des yeux révulsés...

– Je veux que vous la laviez avant de me la donner. Lavez-la ! Lavez-la ! Lavez-la ! Lavez-la...

Pour exorciser l'effroi dans mon âme scellée, mes lèvres s'ouvrent. Un seul et même souffle que je récite comme une litanie capable de conjurer le sort... Qu'on lave ma fille, qu'on efface toute trace de la mort ! Finalement, je sens une tête puis un petit corps sortir. Quelle douleur ! Quelle peur ! Je garde les yeux fermés...

On pose tout à coup ma fille sur moi. Tandis que mes paupières protègent ma vue de la réalité, mes bras crucifiés s'arrachent du lit. Contre la mort, contre le destin tragique, mes mains tentent de lutter. Mais, blessées comme elles sont, elles ne peuvent qu'avancer péniblement. Aussi, lente-ment, elles se referment sur mon enfant, mon enfant molle, mon enfant morte !

Oui, sous mes paumes meurtries, c'est mon enfant morte qui repose ! Qui m'a raconté que la mort était une montée vers le ciel ? Une descente aux enfers s'amorce. Le noir ! Du vrai noir, tout autour, partout, comme je n'en ai jamais vu, s'étend. Il s'étire. Un long tunnel, où la folie guette, aspire ma raison... Je voudrais crier pour chasser tous les démons qui m'assaillent dans mon plongeon. Qu'ils me laissent seule avec ma fille, ma fille que je veux ressus-citer d'entre les morts ! La nature ne revit-elle pas à chaque printemps ? Romy, je te le demande pour une fois, une seule fois : réveille-toi !

Mon corps tremble tant que j'ai l'impression de sentir ma fille bouger. C'est insoutenable. Terrorisée, j'ouvre les yeux et les bras.

– Reprenez-la ! Reprenez-la, je vous en prie !

Pierre la prend. Tandis que le médecin recoud entre mes cuisses toujours ouvertes, j'enfouis mon visage au creux de mes mains pour étouffer un long cri. « Il faut que je regarde ma fille ! Il faut que je regarde ma fille... » Lorsque je retire mes paumes ruisselantes de larmes, j'aperçois Romy.

C'est ma fille qui gît là, à mes côtés, couchée dans un incubateur. J'ouvre grand les yeux. Elle est longue et mince. Trop mince, il me semble, pour un bébé. Pierre pleure... Nos regards perdus scrutent Romy, cherchent... cherchent la vie ! Pierre rompt le silence :

— Elle a le même corps que toi, les mêmes mains. Elle est grande et mince. Elle est belle. Ses yeux sont fermés. Elle a presque l'air de dormir...

Ces dernières paroles, graves, se promènent dans l'air et laissent une traînée d'étoiles noires. Si seulement elle ne faisait que dormir !

— Elle a le visage de Pierre, ajoute doucement ma sœur Sylvie.

Épuisée, tout ce que j'arrive encore à faire, c'est pleurer. Impossible de prononcer le moindre mot ! Du sang coule entre mes cuisses restées ouvertes. Mais la douleur physique n'est rien... Mon corps n'existe plus. L'accouchement est fini. Notre fille est née. Notre fille est morte.

On me sort du lit. On me pose sur une civière. On me transporte de cette chambre à une autre chambre presque identique. On me transfère de la civière au lit. Une infirmière me propose de m'accompagner aux toilettes. Je m'appuie sur elle et la suis. Je reviens m'allonger. Je prends le calmant qu'on me tend.

Sylvie et Marc restent à mes côtés, tandis que Pierre quitte, avec son meilleur ami accouru aussitôt qu'il a appris la nouvelle, pour se rendre à la maison chercher le nécessaire afin de passer la nuit avec moi, sur un lit de camp. Enfant unique, qui pouvait-il appeler d'autre ? On ne dérange pas ses parents en pleine nuit ! En tout cas, l'idée de joindre les miens ne m'a jamais effleuré l'esprit. Peut-être parce qu'ils habitent trop loin de Montréal ? Non ! Il ne s'agit pas d'une distance qui se calcule en kilomètres, ce serait trop simple.

Bien que le calmant agisse déjà, j'essaie de rester éveillée pour accueillir Pierre à son retour. On me parle. Je réponds. J'ai l'air de vivre. On pourrait presque croire à une scène normale. Pourtant, avec Romy, je suis bel et bien morte.

Chapitre 3
La chambre claire

« Le soleil ni la mort ne peuvent se regarder fixement. »

Duc François de la Rochefoucauld

*D*epuis des siècles, le même manège pour tous... Chaque jour, pour chaque âme qui vit, surgit le matin avec sa mystérieuse force d'attraction... Encore aujourd'hui, des paupières de toutes sortes, de partout, y compris les miennes, s'ouvrent malgré elles. Et apparaît un jour nouveau !

À l'approche de la lumière, mes pupilles affolées se contractent. Elles se font toutes petites. Dehors, il fait si clair. Comment le soleil ose-t-il se répandre avec autant de grâce et d'éclat sur les feuilles qui commencent à mourir ? Comment le soleil ose-t-il s'approcher de ma vie toute nue ? Comment ose-t-il s'étendre sur mon lit et mon cœur défaits ? La fin du monde, survenue hier, qu'on avait omis de m'annoncer, l'ai-je rêvée ?

– Bon appétit, madame... Voulez-vous que je redresse un peu votre lit ?

On pose devant moi un plateau en plastique sur une table en plastique : que du faux ! Du faux jus, du faux pain, du faux café aussi... De quoi rendre malade un patient sur le point de recouvrer la santé. Ils ont compris, les administrateurs des hôpitaux, comment s'assurer une clientèle fidèle : « Mangez, vous n'en reviendrez pas... » Un exemple de gestion pour toutes les PME du Québec ! Je ne veux pas de cet ersatz de nourriture. Je veux du vrai. Je veux du complet. Je veux le monde comme je l'aime, comme je l'ai rêvé avant d'arriver ici... À quoi bon manger ? Pour entretenir une vie qui se meurt ? Qu'elle me laisse tranquille, la vie !

– Vous pouvez le reprendre tout de suite. Je n'ai pas faim. Je veux revoir ma fille. Je veux la prendre. Qu'on m'amène ma fille ! que je lui ordonne, en larmes.

Avec la politesse en moins, le respect s'installe parfois plus rapidement.

– Ça ne sera pas long... La travailleuse sociale de l'hôpital va passer. Elle pourra vous aider à prendre les bonnes décisions...

– Je ne prendrai aucune décision aujourd'hui. Il n'y a que ma fille que je vais prendre. Je prendrai ma fille et je retournerai chez moi...

– Avant d'autoriser votre départ, il faut faire une prise de sang pour vérifier le taux de fer. Vous avez perdu beaucoup de sang...

– J'ai perdu ma fille aussi.

– Je sais. Je suis sincèrement désolée. Je reviens. Ce ne sera pas long.

– J'ai déjà trop attendu. Personne n'a plus le droit de me faire patienter. C'est quoi, le problème ? Ça va déranger qui, une enfant morte ?

Partout, à l'intérieur, à l'extérieur... plus rien ne bouge. Les draps blancs, le visage vert de Pierre planté devant moi comme un cadre accroché de travers sur le mur jauni, le plateau qui sent l'hôpital et qu'on m'a laissé... Il faut toujours savoir allécher un client potentiel. Il n'y a rien comme la promesse d'un plaisir à portée de main. Très difficile de résister, surtout au café (ou au thé, il faudrait goûter pour savoir... La transparence du liquide invite à bien des suppositions). C'est qu'ils s'y connaissent vraiment, ces gestionnaires d'hôpitaux...

Tout me ramène à la mort. Mon ventre, légèrement étiré comme un ballon qu'on a dégonflé après l'avoir rempli d'hélium, garde sur lui mes mains prisonnières. Je ne suis qu'une vieille pellicule de caoutchouc trop mince vidée de son air. Tout ce qui me faisait flotter s'est dissipé ; je gis, sans rêves, au sol.

Qui peut m'expliquer par quel miracle j'existe encore ? Les interventions divines, qu'on appelle miracles, surviennent toujours au moment où on en veut le moins. Vraiment, je me demande parfois pourquoi Dieu se donne tant de peine. Mon souffle, qui refuse de s'interrompre, me lève le cœur. Peut-on vomir sa propre vie jusqu'à la voir étendue au complet à ses pieds ?

Et une ronde étrange s'amorce. Des sarraus agités par le mal de l'inacceptable se succèdent. De grandes bouches de mammifères affolés se contorsionnent. Du bruit plus inaudible que des cris de baleines blanches prises dans une mer de pétrole...

Mon médecin, l'air ahuri, entre le premier. À voix haute, il tente de s'expliquer cette mort déroutante. Le cœur qui battait normalement dans son cabinet deux jours plus tôt, le temps – quatre minutes et demie – exactement qu'il a pris pour m'examiner lors de cette dernière visite, ses quelques mots qu'il croyait rassurants tandis que je lui confiais mon inquiétude quant aux rares mouvements du bébé... Un accident ! Voici la cause retenue en guise de conclusion !

Pour finir, comme si de rester planté là à me fixer comme un imbécile pouvait me consoler de la perte de ma fille, il me parle de possibilité d'autopsie, que je rejette d'emblée. « Cinquante pour cent de chances de trouver quelque chose et encore... Avec une mère en aussi bonne santé que vous, peu probable que... »

Je ne l'écoute plus. On ne charcute pas une enfant. Tableau noir où s'acharne une craie. Au nom de la raison humaine, des graffitis indécents sur mon rêve. Non ! Ne touchez pas à ma fille. La mort ne demande qu'à s'appeler la mort. Pour moi, la mort ne porte qu'un nom : la mort de Romy...

Je pleure lorsque mon médecin me laisse enfin tranquille. La tête basse, il s'en va, visiblement soulagé de céder sa place à l'infirmière venue pour une prise de sang. Deux mains très blanches et fines cherchent une veine. Je ferme les yeux. Je déteste cette emprise qui tire mon corps d'une léthargie seule capable de me rapprocher de ma Romy. Je déteste le mot « santé » que je reçois en silence. Il sonne comme un blasphème...

Qui m'a demandé, à moi, si je ne désirais pas que mon taux de fer s'annule, comme un taux d'intérêt établi en fonction de ma vie qui n'a plus de valeur aucune ? Un *crash* existentiel ! La chute brutale et soudaine de mon désir de poursuivre ma route, désir indexé sur l'indice officiel du coût de la vie... La vie, ma vie, désormais coûte trop cher, beaucoup trop cher.

Mes paupières à peine ouvertes, un doux sourire m'accueille. Une travailleuse sociale, que l'on pourrait confondre avec un ange, à la chevelure généreuse et lumineuse à l'instar des nuages où repose son âme, vient de tomber du ciel. Cette femme, aux grandes ailes protectrices déployées sur ma tristesse, me réclame la vie que de mon cœur je tente de chasser ! Son regard derrière l'épaule de l'infirmière me parle : « Caroline, c'est de toi, ce matin, que je viens d'abord t'entretenir... Parce qu'avant ta fille, tu étais là... »

Le prélèvement sanguin s'éloignant entre des doigts consciencieusement fermés, Marie s'engage sur la voie de nouveau libre. Contrairement à ses prédécesseurs effarés, elle ne cherche à rien m'expliquer, car elle sait qu'il n'y a rien à comprendre. Son travail lui a appris que les enfants meurent aussi : la réalité n'a pas besoin d'être juste pour être possible.

– Bonjour, Caroline. Je suis venue vous voir, toi et Pierre. Je suis la travailleuse sociale de l'hôpital. Si vous avez besoin de parler, je suis là aujourd'hui et trois jours par semaine. C'est moi qui irai chercher Romy tantôt.

– Pouvez-vous aller la chercher maintenant ?

– J'irai chercher Romy aussitôt que tu le voudras.

– Je veux la voir tout de suite...

– J'y vais. Il faut que je vous prévienne qu'elle est un peu froide... mais son visage est très paisible.

À peine refermée, la porte s'entrouvre à nouveau doucement. Les parents de Pierre paraissent, les yeux rougis. Tous les deux, début de la soixantaine, étaient si excités de cette première petite-fille... Son père, qui n'arrive pas à prendre sa retraite, parce que perdre le titre de directeur dans une grande boîte de publicité serait un si grand séisme dans sa vie qui se résume au mot travail qu'il aurait l'impression de représenter un paysage d'apocalypse où plus personne ne voudrait s'aventurer, raconte, pour nous distraire, les dernières anecdotes survenues au bureau.

Comment ose-t-il croire pouvoir nous faire rire ? J'aurais envie de lui dire : « Vous êtes là parce que Romy est morte. Et les histoires de machin-chouette, je n'en ai foutrement rien à cirer. Il n'y a que Romy qui m'intéresse. Je ne veux que parler d'elle. Je ne peux qu'entendre parler d'elle. » Mais, le regard brouillé de larmes retenues, je reste silencieuse... Du moins jusqu'à ce qu'il se mette à rire nerveusement...

— Ce n'était pas nécessaire de venir...

— J'essaie de vous remonter le moral. Il ne faut pas se laisser abattre. La vie continue.

— La vie s'est arrêtée hier et je ne sais pas encore si elle va repartir un jour.

Et, en pleurs, j'ajoute :

— C'est ma fille qui vient de mourir.

— Je m'excuse, Caroline. J'ai été malhabile. Nous avons tant de peine aussi.

— Eh bien, pleurez avec nous ! C'est ce que vous pouvez faire de mieux pour nous réconforter.

Monsieur Cavalier s'approche du lit en me regardant tendrement, comme s'il avait compris tout à coup qu'il n'y avait rien à dire. Du silence enfin ! Du silence qui me rejoint, me touche, me fait du bien... me parle. J'entends chaque mot clairement maintenant : tout le désespoir que je suis devenue et tout l'espoir que je devrai devenir ; tous les jours horribles contre lesquels je ne peux rien et tous les jours meilleurs auxquels je dois m'accrocher à deux mains...

Marie entre et dépose Romy emmaillotée entre mes bras nus et tremblants. La peur qui revient encore... Je ne suis pas cette mère forte, je ne suis pas cette mère réconfortante, je ne suis pas cette mère heureuse... D'abord, suis-je une mère ? Ai-je au moins droit à ce titre ? J'ose espérer que oui, même si aucun papier officiel n'en fera jamais mention nulle part. Alors, je ne suis qu'une mère en peine d'amour : impuissante, apeurée, malheureuse ! Pire que ma propre mère !

Je m'arrête. Je regarde ma fille comme on étudie un grand mystère, en silence. « Explique-moi, Romy. Je t'en prie ! Explique-moi ta mort ! Et ma vie, maintenant, sans toi ! Dois-je aller te rejoindre ? Car, tu sais, je le peux... » Je voudrais être seule avec elle. Des jours entiers sans boire ni manger. Des nuits complètes d'insomnie. Le temps de tout vivre... le temps de mourir, à mon tour, ma fille entre mes bras.

Romy, comment te chérir, comment te dire, avec ces regards rivés sur moi ? Impossible de demander à tes grands-parents, venus te voir, d'évacuer les lieux ! Je n'ai pas su te mener jusqu'à eux en vie ; ils ne me pardonneraient jamais de vouloir en plus te garder pour moi seule aujourd'hui...

Là où tant de femmes ont réussi, j'ai échoué, Romy ! Je n'ai même pas su te mettre au monde... en vie. J'ai failli à ton premier cri de détresse. Tandis que je comptais les minutes entre mes contractions, ton cœur rendait ses derniers battements. Comment me pardonner à moi-même ? Comment m'accorder le droit de vivre ? J'étais devenue nous deux. J'étais devenue toi. Tu étais tout. Tu n'es plus là...

Tu es mon ventre qui s'est levé comme le vent dans les voiles d'une drôle de galère, tu es mon cœur qui a voulu aimer comme jamais auparavant, tu es neuf mois plus chers que mes trente-cinq ans, tu es la terre qui s'est arrêtée de tourner dans mes entrailles, tu es mes plus beaux jours disparus dans le noir, tu es des kilomètres de blé ravagés par la pire des tempêtes, tu es mon avenir révoqué, tu es le vide qui m'attend.

« Pourquoi ? Réponds-moi ! Réponds-moi... » Je presse ma fille contre moi pour la première fois avec la pensée que ce sera aussi la dernière... Je voudrais qu'elle ne soit jamais sortie de mon corps. Revivre l'accouchement à l'envers, même s'il me fallait endurer les pires souffrances. Revenir avant cet instant où tout a basculé. Me rendre alors à l'hôpital. Exiger une césarienne. Mourir peut-être, mais savoir avant qu'on a sauvé mon enfant...

— Est-ce que je peux la prendre ?

Une voix vient de m'extraire du monde des morts. Elle remet les choses en ordre. Les vivants parlent aux vivants. Les morts gardent le silence. Je lève les yeux. La mère de Pierre tend les bras timidement. Je lui offre généreusement Romy. Ma fille contre elle, madame Cavalier retourne s'asseoir. La scène est belle. Mais, de voir mon enfant morte dans les bras de sa grand-mère défait le semblant d'ordre établi. Pourquoi n'est-ce pas pour la mère de Pierre que le glas a sonné ? Si la mort exigeait une vie, pourquoi avoir pris celle d'une enfant, de mon enfant ?

Marie adresse à Pierre des mots que je ne peux entendre. Ensemble, ils s'approchent ensuite du lit. De grandes décisions se prennent en quelques minutes. Quelle importance ? Rien ne peut ressusciter mon bonheur ! Pas d'autopsie. Pas de funérailles ni d'enterrement officiel. Dimanche, une cérémonie réunissant nos deux familles. L'hôpital se chargera du corps de Romy. Au cimetière de la Côte-des-Neiges, elle sera entourée de petits enfants. Elle ne sera pas seule. Elle ne sera pas seule...

Chapitre 4
La chambre de Romy

« Chacun de nous a dans le cœur une *chambre royale* ;
je l'ai murée, mais elle n'est pas détruite. »

Gustave Flaubert

*N*ous sommes toujours le 3 septembre. Il est seize heures. Mais, dans mon cauchemar, ces paramètres ne veulent plus rien dire... C'est à peine si je sens mon corps qui se déplace... La main qui pousse la porte de notre appartement est la mienne. Elle est fine, pareille à celle de Romy, en plus grand. J'entre. À la droite de mon être qui s'immobilise, une pièce double : d'abord ma salle de travail et, ensuite, la chambre de Romy. Une pièce double avec ses deux parties, celle de Romy et la mienne, que je désirais indissociables l'une de l'autre.

Vieux rose, rideaux de coton blanc, meubles en bois, beaucoup de livres, fleurs séchées, coquillages trouvés au hasard de mes pieds farfouillant le sable depuis mon plus jeune âge, petits châteaux en ordre de grandeur et fées de toutes sortes qui me sont tombées sous la main depuis que je sais que je porte une fille.

En deux mois, un domaine pour accueillir ma petite princesse s'est érigé. Je le croyais magistral et impossible à détruire parce que trop précieux, je le croyais aussi puissant que mon amour, que cet amour jamais éprouvé jusque-là...

Mais ma Belle au bois dormant s'est endormie pour plus que cent ans et aucun baiser, si passionné soit-il, ne la réveillera jamais. Ma Belle au bois dormant, la reine de mon cœur et de mon corps depuis neuf mois, a décidé à mon insu de s'enfuir, de s'enfouir dans des caveaux dont même les plus mauvais contes de fées ne font jamais mention. Car même dans les pires contes de fées, les châteaux ne se métamorphosent jamais en tombeaux.

Pourtant, j'aime à le croire, l'âme de Romy m'a choisie pour s'échouer sur un tendre tapis de fleurs séchées, de feuilles d'automne et de beaux coquillages. Mon enfant ne m'appartient pas, ne m'appartient plus. Et maintenant, plus que jamais, je sais qu'aucun enfant ne m'appartiendra jamais. Et j'ai peur de ne jamais être mère un jour...

Je traverse ma salle de travail. Je me retrouve debout au centre de l'Univers, au centre d'un univers qui espère toujours, au centre d'un univers qui ne sait pas encore, au centre de cet univers que j'ai créé avec la frénésie de l'artiste inspiré. Le dernier petit cadre, une fée tenant une gerbe de fleurs, je l'ai posé à trois heures du matin, à la fin du mois d'août, trop excitée que j'étais pour dormir. Ma fille s'en venait, je voulais qu'elle soit entourée de beauté.

Sur la couchette en bois, mes mains s'arrêtent. De petites fées souriantes s'envolent des draps blancs. Mes deux paumes plongent au centre de l'édredon pour les attraper. Tout m'échappe. Je ferme les poings. Le vide entre mes doigts que je retiens m'envahit ! Le vide est ici. Le vide est là. Le vide est à l'intérieur. Le vide est autour. Le vide est partout, et c'est tout ce qu'il me reste. Je porte désormais le vide de toi, Romy.

Mon plus grand rêve devait ne jamais finir, du moins devait-il s'évanouir après ma mort. Romy devait vivre vieille, assez vieille pour enterrer ses parents tenaces, contre lesquels elle aurait pu rouspéter bien qu'ils aient toujours été les premiers à l'accueillir dans ses moments de grande détresse. Romy devait vivre assez vieille pour prendre conscience que nous n'avions pas été des parents parfaits, mais présents, des parents présents et aimants.

Cet amour reçu en abondance, Romy l'aurait porté toute sa vie comme un patriote brandit le drapeau de son pays. Devant elle, à chaque pas, entre ses bras, elle l'aurait porté fièrement. Car, contrairement à l'amour bafoué qui suit, poursuit jusqu'à ce qu'on le reconnaisse et qu'on lui permette enfin d'exister, l'amour généreusement prodigué donne de l'assurance à celui qui le porte. Il ouvre le chemin...

Les enfants aimés n'ont pas cette peur au creux du ventre qui leur noue l'estomac et leur coupe l'appétit des autres. Ils cherchent la compagnie de leurs semblables, non pas pour se sauver d'eux-mêmes, mais tout simplement parce qu'ils n'ont pas ce besoin urgent de la solitude pour enfouir leur peur d'être blessés. Ils n'ont jamais eu à comprendre qu'il était préférable d'éviter toute forme d'intimité. Ils savent partager les secrets de leur cœur avec leurs proches. La nécessité de se protéger n'incombe qu'aux cœurs blessés.

J'adore cette chambre rose, d'un rose que j'ai mis des jours à choisir. C'est la petite fille en moi – un peu trop perfectionniste par moments, qui, pour dégoter une teinte incomparable, en a fait voir de toutes les couleurs à son pauvre et si patient compagnon. Pierre aurait presque eu raison de me faire avaler les cartons de différentes nuances l'un après l'autre. Après être revenue quinze fois sur ma décision, pour laquelle j'ai eu la « délicatesse » de consulter Pierre chaque fois, j'ai fini par opter pour le rose du départ – qui s'est laissée emporter.

Chaque fois que mes yeux se sentaient attirés par un objet, chaque fois que mes mains appréciaient un tissu, chaque fois que je triais les fleurs du dernier bouquet séché, je demandais à Romy, ma petite complice – peut-être parce qu'elle était encore impuissante à manifester ses soubresauts d'impatience envers nos décisions « communes » maintes fois révisées :

– Ça te plaît, mon petit bébé ? Tu es certaine ? Eh bien, ça fera partie de ta chambre, ça fera partie de notre pièce double !

Je l'appelais « mon petit bébé » alors que je ne savais pas encore s'il s'agissait d'un garçon ou d'une fille et, quand j'ai appris que je portais une fille, transportée de joie, c'est « Mon petit bébé, tu es une fille ! » qui m'est tout de suite venu à l'esprit.

Aussi, je n'ai pu par la suite me départir complètement de ce petit mot que je trouvais si juste, malgré son caractère flou. Bébé, deux petites syllabes, les mêmes, à la fois si enfantines et si mystérieuses ! Qui était ce petit être qui grandissait en moi ? Avant l'échographie, pendant vingt semaines, soit la moitié de la grossesse, j'ignorais jusqu'à son sexe. Même d'un étranger, d'une ombre furtive qui traverse une rue, on est fixé sur le sexe. Drôle d'idée que celle d'ignorer tout d'un être qui grandit en nous jusqu'à nous envahir complètement... qui grandit en nous jusqu'à mourir en nous silencieusement...

Souvent, dans l'auto, quand j'étais seule, je caressais de la main droite mon ventre que j'étais impatiente de voir s'arrondir et, à voix haute, comme la pire des demeurées, inspirée par le moment présent, certaine d'avoir du talent, je jurais de la main gauche – quand la route me permettait d'abandonner quelques secondes le volant – que je l'aimerais pour la vie... et j'improvisais : « Mon petit bébé, si tu pouvais voir le soleil ce matin plus grand que moi, plus grand que nous deux. Je voudrais qu'il te réchauffe comme ton corps en devenir embrase le mien. Tu es ce qu'il pouvait arriver de plus beau à mon âme gelée. Toute ma vie par toi est illuminée d'une nouvelle passion qui m'enivre.

« Bientôt, après l'été, ensemble, nous pourrons regarder la nature changer. Autour de nous, après ta naissance, une pluie de feuilles s'échouera sur le sol. Elle formera un cercle magique au cœur duquel, heureuses, nous danserons. Parce que, alors, étant donné qu'il te sera encore difficile de distinguer le monde autour de toi, je te raconterai l'automne, ma saison préférée. Je te raconterai des couleurs plus belles que tout ce que tu as pu imaginer sur l'univers qui t'attendait. Je te raconterai le soleil qui visite la forêt. Je te raconterai le vent qui fait danser les branches à moitié dénudées. Je te raconterai ton petit visage au centre de toute cette beauté. Romy, je te raconterai pour que jamais tu n'oublies combien je t'ai désirée et combien ce désir était petit comparé à la joie que tu m'as apportée. »

Je te caresse, je m'en vais enseigner. Début juin. J'aime mes élèves. J'aime aussi beaucoup l'année scolaire qui s'achève. Souvent, je dis à mes jeunes protégés que si j'ai des enfants comme eux, je serai la plus comblée des mères. Si tu les entendais, ils ne se fatiguent pas de me parler de toi. Tous aiment ton nom. Il paraît même que je suis « *full cool* avec ma bedaine » et cette bedaine, ma Romy, c'est toi. Il est vrai que je suis belle ou *full cool*, je crois que ça veut dire la même chose.

C'est le bonheur que je porte en moi qui m'emporte. Aussitôt qu'on me parle de toi, mon sourire s'agrandit, occupe tout mon visage. On ne voit que lui et mes seins fermes et ronds – surtout les hommes, mais c'est plutôt gentil, et moi aussi je les aime bien mes seins généreux – si l'on baisse un peu le regard. Mon ventre non plus ne ment pas. Sa peau tendue comme un tambour laisse parfois paraître tes emportements.

Hier soir, ton pied a donné un coup si fort que j'en ai eu le souffle coupé. Et puis, j'ai ri. J'ai ri aux éclats de te sentir si vivante. À tue-tête, mon bonheur de te deviner exister s'est mis à crier. Même ton père est accouru en se demandant qu'elle bonne blague il avait bien pu manquer pour que je me mette dans des états pareils. Je n'ai pas rêvé, Romy. Tu as vécu. Et j'ai vraiment cru que tu voulais vivre.

Mon corps, habituellement si mince, prend de l'expansion. Il s'épanouit à mesure que tu grandis. Je suis un voilier lâché sur la mer. Bien que tu sois encore une brise légère, j'entends déjà ta force future mugir. Elle me transporte, elle me transforme. Mon ventre se gonfle. Mon rêve est en marche. Je me sens plus puissante depuis que tu es là, depuis que nous sommes deux. À chaque réveil, je nous regarde ensemble, nues dans le miroir, et notre image m'émeut. Rien ne peut arrêter le mystérieux élan que tu me donnes. Avec toi, me voilà tout à coup projetée si loin en avant !

– Madame Paquin, est-ce que vous allez revenir à l'école avant les fêtes pour nous montrer Romy ?

– Oui ! C'est juré ! Je vais revenir. Il faut que Romy vous connaisse. Je lui ai tellement parlé de vous... Et je vais amener ma fille partout où j'irai.

J'ignorais alors que c'était toi qui allais m'emmener là où je n'étais jamais allée. Un vent impétueux s'est emporté d'un coup et est retombé sur moi aussitôt. Je me retrouve seule, ravagée. Il ne reste plus rien de mon oiseau de mer aux grandes ailes blanches déployées. Mon ventre, comme une coque désertée de ses trésors éparpillés aux quatre vents, s'est refermé sur lui-même.

Me voilà sans toi, rejetée par une mer impitoyable sur ton île. Ici, entre les murs de ta chambre, tous les châteaux ont disparu, et, avec eux, chacun de leurs donjons... Toutes ces tours qui formaient le dernier retranchement possible sont désormais inaccessibles. Il n'existe nulle part où me réfugier. Ton île est déserte.

Je te cherche et t'espère en vain. J'ai tellement peur. Où es-tu ? M'entends-tu ? Ton âme me tourne-t-elle autour ? Je pourrais entrer dans sa ronde jusqu'à m'étourdir, jusqu'à perdre connaissance. Oui ! Jusqu'à perdre la connaissance des derniers événements.

Je sors de ta chambre. J'avance jusqu'à la cuisine. Ta chaise haute est là qui t'attend. Tout n'attend que toi dans cet appartement. La brutale vérité ne veut pas me quitter. Flanquée droit devant moi, même sous mes paupières fermées, elle nargue ma raison. C'est l'énigme de ta mort qui me poursuit, qui m'envahit. Un horrible mystère me tient ! En moi, une mère hurle sa détresse et enfonce ses ongles dans mes tripes. Je ne suis qu'un tas de lambeaux retenus comme par miracle par une mince enveloppe de peau.

Je voudrais crier ton inexplicable et inacceptable absence. Je voudrais crier mon mal de toi. Je voudrais crier mon corps et mon âme vides. Je voudrais crier et que l'Univers me réponde, non par mon écho mais par une vraie réponse, car c'est mon chant du cygne qu'on a étouffé. Dieu a posé ses mains sur la nuque de ma plus grande œuvre et il a serré... Tu es mon chef-d'œuvre sacrifié devant tout mon être impuissant. Et moi, je devrais rester là, muette et consentante ? Que puis-je espérer de la vie maintenant ?

— Tu devrais aller t'allonger, Caroline. Il faut que tu récupères. Le médecin a dit qu'il fallait que tu te reposes beaucoup.

— Pierre ! Le médecin a dit aussi que je devais avoir un bel accouchement. Pas plus tard que vendredi dernier, il a affirmé que le cœur de Romy battait normalement, que j'allais accoucher bientôt et que tout se passerait bien. Il a dit tout ça. Alors, qu'est-ce que ça vaut ce qu'il dit maintenant ? Et je m'en fous de ma santé. Je ne vois plus à quoi peut bien servir ma vie maintenant. Je vais récupérer pour quoi ? Pour pleurer ma fille !

— Moi aussi, j'ai perdu ma fille et je n'ai pas envie de te perdre. Caroline, j'ai cru que tu allais mourir...

— Moi, j'ai espéré mourir, Pierre. De toutes mes forces, j'ai souhaité suivre Romy. D'ailleurs, je ne sais pas pourquoi je suis encore là.

— Pour toi ! Tu es là pour toi et pour nous deux ! Tu es là parce que je t'aime. Tu es là parce que moi et tous ceux qui t'aiment, on a besoin de toi...

– Je suis désolée. J'entends ce que tu me dis, mais je n'arrive pas à y croire. Pour moi, sans Romy, ma vie ne rime plus à rien. Tout est vide de sens maintenant. Ça fait neuf mois que j'attends ma fille. Ça fait neuf mois qu'elle est le centre de ma vie. Et là, je me retrouve seule et je devrais m'accrocher... m'accrocher à quoi ?

– À notre amour ! Ce n'est pas assez pour toi, ça ?

– Ne mélange pas les choses, Pierre ! Je te parle de Romy, pas de toi, pas de nous.

En larmes et en silence, je sors de la cuisine. Je n'ai pas la force de discuter... pas de sujet autre que toi, Romy. Parce que, en dehors de ta vie, la vie m'est égale. Il me faut parler de toi. Il me faut te sentir encore vivante. Il me faut entretenir ton existence pour donner une raison d'être à la mienne. Je ne vivrai que pour me souvenir de toi. On n'avance pas dans le monde à deux pendant neuf mois pour retomber seule du jour au lendemain.

Chaque minute passée avec toi, je la revivrai... Pendant neuf mois, dix-huit peut-être... Partout où mes pas se hasardent, le sol se dérobe. Je me sens faiblir. Je m'arrête. Les épaules contre le cadre de la porte du salon, je pose mes mains sur mon ventre déjà plat, étrangement trop plat. Je m'accroche à lui. Je l'imagine encore rond et plein de toi, Romy. Pour mieux te retrouver, je ferme les yeux. Mes doigts sentent encore tes petits pieds pousser contre mes côtes. Je devine la pointe d'un de tes talons que je retiens...

Le téléphone sonne. Je m'avance vers le combiné que je tire jusqu'à moi comme une bouée de sauvetage. Je réponds. Je parle. Je raconte. Je pleure. Je m'accroche de toutes mes forces. Je raccroche. J'essuie mes larmes. Je me mouche. Le téléphone sonne encore. Je refais les mêmes gestes et redis les mêmes paroles. Le téléphone continue de sonner et, moi, je n'arrête pas de me répéter. Je dis moi, pourtant je ne suis plus vraiment la même, je ne suis pas vraiment là.

C'est mon corps qui continue de vivre malgré moi, portant ma peine trop lourde pour mon âme. Le voilà devenu messager ! Tous recevront la même lettre. Des pages entières en petits caractères griffonnés à la hâte. Pour une fois, des répétitions, des fautes, de mauvaises métaphores, une absence totale de style. Une seule règle primera : l'urgence de dire. Pas la force de me relire. Juste le besoin violent de laisser sortir mon désespoir. On ne retravaille pas un cri de détresse.

J'ouvre mon cœur blessé à qui veut bien s'improviser guérisseur. J'accepte même les incompétents. Et Dieu sait qu'il y en a. C'est fou les conneries qu'on réussit à énoncer comme de grandes vérités consolatrices. Des exemples peut-être... avec, en bonus, les répliques que j'ai eu la bonté (ou la faiblesse) de garder pour moi... « Tout arrive toujours pour le mieux. » Oui, c'est sûr que c'est mieux de laisser son enfant mort à l'hôpital, après l'avoir désiré pendant neuf mois, que de le ramener vivant chez soi. « Au moins, tu sais que tu peux avoir des enfants. » Je sais même que je peux les perdre. « Tu peux en avoir d'autres. » Oui, c'est comme rater un gâteau, il suffit de recommencer ! « Heureusement que vous n'avez pas eu le temps de vous attacher. » Non, c'est vrai qu'enceinte on ne s'attache pas du tout... C'est à peine si on songe à autre chose qu'à l'enfant qui s'en vient, mais ça, ça ne compte pas. « Occupe-toi. Pense à autre chose. » Bonne idée ! Je n'y avais pas pensé. C'est très simple finalement ! Et je fais fi ici des histoires de la troisième arrière-cousine de la grand-mère de l'autre « à qui la même chose est arrivée sauf qu'elle... » Sauf qu'elle, je m'en fous ! Je m'en fous comme ce n'est pas possible ! Il suffit d'écouter... Écouter, bordel ! On ne sait plus faire ça. Consoler consiste à recevoir, recevoir la peine en silence. C'est tout. Est-ce un concept trop simple pour le mettre en pratique ?

Peu importe qui se trouve à l'autre bout du fil ! J'ai juste besoin d'une oreille. D'une tonne d'oreilles ! Parents, amis, collègues de travail, faux numéros... Tous seront témoins de la plus grande perte de ma vie. Mes peines, je les ai toujours retenues ; mais cette tragédie, elle est impossible à taire. Qu'on la partage ! Qu'on la prenne ! Qu'on la berce ! Qu'on l'apaise sans rien dire !

On parle à Pierre aussi. Je l'observe, cet homme qui néglige sa propre peine pour s'occuper de celle d'autrui. Attentif, il écoute chacun bafouiller une maladresse après l'autre. D'où lui viennent-elles, cette patience et cette tendresse qu'il témoigne à ceux qui ne comprennent rien à rien ?... Et j'ai honte, tout à coup, de ne pas arriver à aimer un être si aimable. Est-ce que quelqu'un pourrait m'expliquer l'amour ? Ma mère, trop sous le choc de la mort de ma fille pour s'occuper du mien, qui ne m'a pas encore rappelée ? Mon père, qui fait de son mieux et qui m'a même offert de venir passer quelques jours avec moi, mais de qui j'ai été loin si longtemps que toute tentative de rapprochement semble vaine ? Mes sœurs et mon frère qui ont eu les mêmes modèles que moi ?

Les gens autour sont tellement mal à l'aise, tous, les amis surtout... Après les formules de sympathies toutes faites prononcées à la va-vite, ils seraient capables de raconter une histoire de trois cent cinquante pages pour ne pas entendre le chapitre premier de notre peine. Leur imagination travaille fort. Elle nous projette un an plus tard... Elle invente un futur, un ailleurs meilleur, où Romy est déjà remplacée.

En s'éloignant ainsi de notre douleur, ils ne se rendent pas compte à quel point ils sont en train d'ignorer notre présent, de le rejeter. Dans notre société, pas de place pour le malheur ; on veut des amis, certes, mais des amis heureux ! Et la mort ? Qu'on l'enterre et qu'on n'en parle plus ! On aimerait qu'on s'en remette vite, qu'on soit positif. Dommage, parce que, moi, j'ai décidé de la vivre, ma peine, et je n'attendrai la permission de personne !

Pierre coupe la sonnerie du téléphone avant de poser le combiné. Le répondeur prendra la situation en charge. Son ton se fait doux, suppliant :

— Viens t'étendre avec moi, que je te prenne dans mes bras.

C'est drôle cette façon que Pierre a toujours de se consoler. Je me demande s'il lui arrive de s'en rendre compte. Poser sa tête sur mon épaule serait impensable pour lui. C'est en me réconfortant qu'il espère soulager sa peine... L'informaticien qu'il est organise toutes les données pour bien contrôler la situation. S'occuper de l'ordinateur défectueux que je suis devenue justifie sa raison d'être. Ouf, il a une fonction, la fonction traditionnelle de l'homme !

— Bonne idée ! Je me sens épuisée. Je perds beaucoup de sang encore. Et j'ai mal partout.

En sanglots, j'ajoute que moi aussi j'ai besoin de lui, que j'ai envie qu'on oublie les différends qui nous ont éloignés l'un de l'autre avant l'accouchement, que...

En fait, je ne veux que Pierre à mes côtés. Il n'y a que lui qui puisse vraiment comprendre ma peine. On s'allonge enfin l'un contre l'autre. Je ferme les yeux pour les rouvrir aussitôt. Le noir m'est insupportable. Il appelle toutes les scènes de l'accouchement... Je pleure. Il pleure. Et toutes ces larmes que nous versons ensemble m'effraient parce que je ne vois pas comment la source pourra se tarir.

Chapitre 5
La chambre noire

« Un état bien dangereux : croire comprendre. »

Paul Valéry

*C*ette deuxième nuit passée à la maison s'annonce comme la précédente. Impossible de dormir ! Tandis que mon visage s'inonde de larmes, mon cerveau agité développe des images à un rythme effréné. Il ressort tous les clichés possibles – les doubles et même les triples sont gratuits. La pellicule des deux dernières semaines est retournée dans tous les sens. Une déchirure ou, peut-être, juste une petite poussière ? Il faut remonter jusqu'au moment où tout a basculé. Chaque détail ravivé, étudié à la loupe, apparaît suspect.

Romy que je sentais trop peu bouger à la fin... ou peut-être plus du tout... On me disait que c'était normal. J'y ai cru. Mon médecin et ma sage-femme, eux, auraient dû s'inquiéter plutôt que de me rassurer. Le mauvais pressentiment qui m'habitait alors, j'aurais dû l'écouter, ne me fier qu'à lui. J'étais la seule à avoir raison. J'ai été négligente. C'est impardonnable ! J'aurais pu me rendre à l'hôpital, exiger des tests, une échographie, une césarienne... J'aurais pu sauver ma fille. Il n'était pas encore trop tard. Son cœur battait toujours.

À moins que ce ne soit le massage reçu le samedi d'avant. Était-il trop intense ? Était-il trop long ? Le masseur avait-il vraiment l'habitude avec les femmes enceintes ? Si j'avais accepté que ma hanche me fasse souffrir quelques jours de plus... Si j'avais mis de côté mon petit bien-être... Si j'avais été moins égoïste... Maintenant, je passerais mon temps à m'occuper de ma fille et non à essayer de me passer d'elle.

Le sport ! C'est ça ! J'ai trop fait d'exercice pendant ma grossesse. La course, jusqu'à presque six mois... Les longues séances d'aérobie... La musculation... C'était tellement important de ne pas prendre trop de poids, de retrouver ma taille le plus vite possible après l'accouchement. De m'être autant préoccupée de mon apparence physique aura-t-il pu mener ma fille à sa perte ? Se serait-elle déplacée pendant que j'effectuais un mouvement trop rapide ? Ce qui aurait pu occasionner les tours de cordon ?

Plus risqués que le sport, le ménage et la peinture... Quelle idée d'avoir voulu participer autant à l'aménagement de notre nouvel appartement ! Malgré les fenêtres restées ouvertes, l'odeur de la peinture au latex a peut-être été fatale. Il ne fallait toucher à aucun pinceau. Ou peut-être s'agit-il de l'escabeau ? C'est sûrement en y grimpant ou en en descendant que tout s'est produit ! Mauvaise idée aussi que celle d'utiliser de l'eau de Javel pour tout nettoyer ! Et que dire de toutes ces heures passées à rester debout avec le bras au fond d'armoires, de placards...

Non, finalement, c'est le médecin qui aurait dû s'en apercevoir... Oui, c'est lui l'expert ! Et ma sage-femme aussi aurait dû s'inquiéter avec moi. Pourquoi n'ont-ils rien vu ? Pourquoi n'ont-ils rien fait, même sans avoir vu ?...

Je suis épuisée. Mais j'ai si peur de fermer les yeux. À peine mes paupières osent-elles s'abandonner que les mêmes images, déjà usées, m'assaillent. Pourtant, pour quelques minutes, je cède...

Au cœur d'une forêt glaciale, en pleine nuit, vêtue d'une robe de nuit légère, pieds nus, je marche seule. Le coton blanc qui recouvre mon corps se tache du sang que je perds en abondance. Apeurée, je m'arrête et je crie de toutes mes forces un seul mot, que je répète comme l'unique litanie jamais apprise : « Romy ! Romy ! Romy ! Romy... »

Au loin, une maison de verre surgit d'entre les arbres. Bien que déjà fourbue, je me précipite vers elle, décidée, convaincue d'y trouver ma fille. « Sera-t-elle vivante ? Son cœur battra-t-il, comme à ses débuts, deux fois plus vite que le mien ? » Et, à travers les sanglots qui me montent à la gorge, je reprends mon invocation : « Romy ! Romy ! Romy ! Romy... »

Mes pas s'alourdissent peu à peu jusqu'à rendre toute avancée impossible. Mystérieusement clouée au sol, je baisse le regard. Mes mains inquiètes soulèvent mon vêtement pour découvrir mes jambes métamorphosées en deux troncs couverts de mousse d'un vert pur et profond. Sous mon regard ahuri, tout le bas de mon corps pourrit en se fondant à la terre.

À plat ventre, avec la moitié restante de moi-même, je poursuis mon approche. Mes ongles aguerris s'enfoncent dans le sol humide, me tirent vers ce bâtiment transparent qui gagne en proportion à mesure que la distance me séparant de lui diminue. Un énorme château transparent se dresse devant ma personne tout à coup reconstituée. Puis les murs s'épaississent pour devenir opaques. De la pierre suintant de toutes parts les constitue maintenant complètement.

Sur mes jambes recouvrées, je me hisse, toute raide. Et ma prière s'élève encore une fois : « Romy ! Romy ! Romy ! Romy... » Un fossé se creuse et s'élargit à chaque nouvelle enjambée. Comme pour conjurer le sort, je me mets à courir. Finalement, à la fois craintive et confiante, j'arrive devant la porte que j'ouvre en déployant le peu de force qu'il me reste. Mon regard en détresse entreprend de fouiller chaque pièce. Dans un labyrinthe de corridors tous semblables, mon être souillé de sang et de terre se perd.

J'ai beau chercher, j'ai beau crier de toutes mes forces : « Romy ! Romy ! Romy ! Romy... », mon enfant, même morte, n'est nulle part. À bout de souffle, le visage entre les mains, je m'effondre. Agenouillée sur un plancher de blocs rocheux polis, dans un élan désespéré, j'inspire et lance un dernier appel que j'espère assez fort pour faire éclater ma cage thoracique : « Romy, reviens ! »

En sueur et en pleurs, je m'éveille. La réalité a tôt fait de me rattraper. Je n'ai pas rêvé, ma fille est morte et disparue à jamais. Le jour comme la nuit, inutile d'essayer de la rejoindre. Comment m'assurer alors qu'elle est bien, qu'elle ne manque de rien, qu'elle n'est pas en train de crier mon nom, elle aussi, dans une autre dimension ? Fallait-il la sauver ? Fallait-il la laisser mourir ? Qui est à l'origine de cette perte ? Elle ? Moi ? Dieu ? Le Diable ? Le destin ? Et s'il s'agissait d'un simple et pur accident qui s'est abattu sur notre famille ? Une négligence pourrait aussi tout expliquer.

Mon cerveau est une proie facile. Une meute de questions se disputent le droit premier de le dévorer tout cru. À force de persistance, toutes ces interrogations finiront par avoir raison de ma raison.

Mais plus encore que ma tête torturée, ce sont mes seins qui me font souffrir. Oui, ils me font atrocement souffrir ! Leur acharnement à faire comme si rien ne s'était produit m'est odieux. Je les palpe. Ils sont hypersensibles, incroyablement gonflés, durs et chauds. Ils sont atrocement beaux. À faire pâlir de jalousie toute femme et à faire rougir d'envie tout homme ! Romy les aurait dévorés. Puis, elle se serait endormie, gavée, contre eux.

Comment expliquer à mon corps ? Car, vraisemblablement, il ignore encore à quel point il est seul, à quel point plus personne n'a besoin de lui. Comment lui dire que cette montée laiteuse est vaine et ne fait qu'ajouter à ma misère ? Comment lui montrer que je n'en peux plus d'endurer tous ces malaises sans pouvoir profiter de mon enfant ? Comment lui ordonner de tout arrêter ? Comment lui avouer à quel point je lui en veux d'avoir failli à sa tâche juste avant la naissance ? Qu'il cesse de s'acharner, maintenant qu'on ne lui demande plus rien ! Qu'il cesse de me narguer de la sorte ! Qu'il cesse...

Pour ne pas réveiller Pierre qui a passé les dernières heures à taire sa peine parce qu'il a entrepris de prendre en charge la mienne, je me lève très doucement. Au moindre petit mouvement, mon bassin menace de se disloquer et les nombreux points de suture entre mes cuisses tirent dans tous les sens. À peine ai-je réussi, après maintes tentatives, à me tirer du lit, que je sens le sang déborder de ma serviette hygiénique et couler le long de mes cuisses. Je me dirige aux toilettes et, désespérée, je m'assois sur le siège – qui n'est pas descendu. Il n'en fallait pas plus pour attiser mes pleurs latents. Un souffle léger sur des charbons ardents...

En me relevant, une fois de plus en larmes, je réponds au reflet qui m'interpelle en m'approchant de la glace au-dessus du lavabo. Debout, je scrute mon image, cette inconnue en face de moi. Mes doigts ouverts viennent se poser au centre de mon front. Puis, ils s'en écartent et descendent en traçant des sillons invisibles de mes tempes jusqu'à mon menton où ils s'arrêtent et restent suspendus. Je voudrais labourer mon visage, le retourner dans ses grandes profondeurs pour qu'il cesse de poser un regard aussi grave sur moi.

Comment le désespoir a-t-il pu s'incruster aussi rapidement dans chacun de mes traits, dans chaque partie de mon corps ? Qui a tracé cette ligne profonde entre mes sourcils ? Qui a dessiné ces énormes cernes sous mes yeux rougis et bouffis ? Qui a poussé sur mes lèvres pour qu'elles se serrent aussi intensément l'une contre l'autre ? Qui s'est appuyé sur mes épaules pour qu'elles restent voûtées ? Qui est venu me visiter, m'a enlevé mon âme et a oublié de m'achever avant de me quitter ? Qui ? Quoi ? Pour qui ? Pourquoi ?

Pourquoi ce malheur s'est-il abattu sur moi ? Qu'ai-je fait pour mériter une souffrance si démesurée ? L'avortement ? Est-ce cette erreur qu'on a décidé de me faire payer aussi chèrement ? Ces amers regrets qui m'ont tant rongée depuis un an, cet état de conscience exacerbé pour ne pas faillir, pour ne pas révéler ce lourd secret camouflé aux yeux de tous sous les apparences d'une fausse couche et, surtout, toutes ces larmes versées en solitaire pour cet enfant perdu avant que je ne retombe enceinte de Romy : tout cela, oui, tout cela, n'était-ce pas suffisant pour m'acquitter de ma dette ?

L'Univers me demanderait-il encore raison de mon offense ? N'a-t-il donc jamais pardonné ce qui a motivé notre décision commune, à Pierre et moi ? Ce moment trouble, dans notre couple, dont j'ai été l'initiatrice ? Cet amour auquel je ne croyais plus parce que je me sentais davantage avec mon meilleur ami qu'avec mon amoureux ? Cette relation que je questionnais en silence parce que je n'arrivais tout bêtement pas à trouver désirable l'homme avec qui je partageais mon lit ? Cette appréhension panique d'un avenir où la passion ne se vit qu'en fantasme ? Ces doutes, tout à coup révélés à Pierre, un homme extraordinaire, après un an de vie commune, qui ont fini par nous contaminer tous deux, jusqu'à décider d'interrompre cette grossesse pourtant désirée au départ ? Pour toutes ces raisons inacceptables qui nous ont amenés à refuser notre premier enfant, l'Univers attendait-il une rançon ? Dieu en personne aurait-il engagé un mystérieux ravisseur pour régler ses comptes ?

Si je suis responsable, directement ou indirectement, de la mort de Romy, ma vie ne peut donc être désormais qu'un outrageant blasphème contre le caractère sacré de l'Univers, blasphème que je devrai porter comme ma croix. Lorsque cette décision honteuse de l'avortement sera révélée au grand jour, que tous apprendront mon seul et douloureux mensonge jamais gardé, je ne serai plus considérée que comme une tare humaine. Et on me jugera comme on jugera Pierre : nous serons interdits du droit naturel à la procréation.

Puis, on nous dira que c'est bien fait pour nous, qu'il faut réfléchir avant d'agir, que nous sommes tout à fait responsables de la situation, qu'il nous arrive toujours ce que l'on mérite, que nous devrions avoir honte, non seulement de cette première vie qui n'a pas vu le jour il y a un an, mais aussi de cette deuxième vie sacrifiée pour de pauvres humains comme nous. Et nous serons chassés du paradis terrestre – du moins, de ce qu'il en reste : n'oublions pas de soustraire la Pomme...

Mon visage, contracté par la peur, dont j'ai oublié la présence à force de le fixer, m'apparaît tout à coup attendrissant. Aucun être humain ne peut condamner un autre humain d'avoir été humain... J'ai toujours pris les décisions que je jugeais être les meilleures... Et cet avortement, je m'y suis résignée parce que j'étais certaine que notre couple était voué à l'échec et que je me refusais à offrir à mon enfant, avant même qu'il naisse, une famille divisée... Une minute après l'avortement, le lendemain et tous les autres jours qui ont suivi jusqu'à maintenant (et encore plus maintenant), je n'ai cessé de regretter, j'avais l'impression d'avoir commis un crime.

Je pleure. Je pleure mon passé et mon présent criblés de balles. Je pleure ces deux enfants perdus, happés par le destin, le premier à onze semaines (dont j'étais sûre qu'il était un garçon) et le deuxième, ma Romy (dont j'avais deviné qu'elle était une fille depuis le début). La famille dont j'ai rêvé ressemble davantage à un caveau où il ne manque que le corps des parents. J'ai tout raté. Il est trop tard. Il ne reste qu'un champ dévasté à mes pieds, par mes pieds...

Je considère longuement les deux flacons remplis respectivement de somnifères et de comprimés de fer sur le comptoir et je crains fort d'avoir envie de les engouffrer tous deux. J'invoque la mort pour qu'elle m'emporte à la première tentative que je ferai pour aller la rejoindre. J'ai vraiment très peur. Mon cœur est saisi d'une grande épouvante. Le regard que je porte sur les événements est-il lucide, est-il juste ? Est-ce la nuit qui me plonge dans une telle détresse ? Il me faut parler à quelqu'un...

Je me retiens pour ne pas me rendre au salon où dort ma sœur Dominique, toujours trop généreuse, venue, en vraie sauveuse, de Calgary aussitôt qu'elle a appris la mauvaise nouvelle. Je vais plutôt chercher le téléphone sans fil resté à la cuisine. Je ne sais pas encore qui, mais il y a quelqu'un qui se fera réveiller dans les prochaines minutes. De retour à la salle de bain, je me fais couler un bain chaud où j'ai tôt fait de plonger mon corps brisé.

En pleurs, j'attrape le combiné et, sans trop réfléchir, je décide d'appeler ma sage-femme. Sans doute mon incons-cient sait-il que, même la nuit, son envie de parler ne doit pas dormir à poings fermés. C'est elle qui répond. Et c'est un cri d'un profond désespoir que je lance en pleurant :

— Valérie, je veux revoir Romy. J'ai vraiment besoin de la regarder une dernière fois... longtemps... pour apprendre chacun de ses traits par cœur. C'est effrayant, l'image que j'ai de son visage est déjà floue... J'ai peur de l'oublier. Je veux aussi toucher ma fille. Je veux sentir son petit corps entre mes bras. Je veux bercer mon bébé. Je sais que ç'a l'air complètement absurde, mais je veux m'en occuper comme si elle était vivante. Je veux lui dire combien je l'aime. Je veux lui demander pardon... J'ai tellement été une mau-vaise mère.

Et cette dernière phrase m'arrache les larmes les plus profondément retenues entre mes côtes depuis l'accouchement.

— Tu n'as pas été une mauvaise mère, Caroline. La preuve, c'est que tu pleures ta fille, que tu te tortures pour elle. Une mauvaise mère ne ferait pas ça.

— Valérie, j'ai eu peur de ma fille. Te rends-tu compte ? Je n'ai même pas été capable de la prendre...

— C'est tout à fait normal que tu aies eu peur. La mort, ça fait peur, même quand on s'y attend. Moi, je t'ai trouvée très courageuse.

— Je ne sais plus où j'en suis. Je me sens tellement perdue. J'ai peur de ne pas m'en sortir. Il faut que je revoie Romy. Est-ce que c'est trop tard ?

– Non ! On a jusqu'à une heure demain après-midi. Tu pourras la voir et la prendre au moins pendant une heure, peut-être deux. Je vais même y aller avec toi et je prendrai des photos si tu veux...

Oui ! Je le veux. Je veux tout ça. Je ne veux que ça. Et je n'arrête plus de parler. Et Valérie n'en finit plus de m'écouter, de me rassurer, de défricher de ses mains nues et patientes la jungle de broussailles et d'herbes hautes entremêlées qui me font ombrage. Comment voir clair à travers toute cette colère, cette tristesse, cette culpabilité, cette impuissance, cette peur, cette incompréhension... qui poussent de partout dans tous les sens ? Je me laisse guider...

Chapitre 6
La chambre froide

« Les plus désespérés sont les chants les plus beaux
Et j'en sais d'immortels qui sont de purs sanglots. »

Alfred de Musset

La nuit s'est terminée par une proximité sororale – fraternelle aurait été un peu moins pompeux, mais la grande complicité qui me lie à ma sœur méritait un qualificatif à sa hauteur – quelque peu douteuse dont ma sœur et moi avons fini par bien rire. Pendant des heures, sur le canapé du salon transformé en lit, Dominique a massé à deux mains mes seins insupportablement fermes pour ne réussir à extraire au bout du compte que quatre gouttes et demie de lait. Tandis que Valérie, en sage-femme dévouée, donnait ses directives au téléphone, ma sœur, le récepteur coincé entre la joue et l'épaule, appuyait très méthodiquement ses doigts sur mes monts et merveilles...

En me revenant en tête, quelques heures plus tard, en ce 5 septembre au matin, cette scène m'apporte une légèreté qui m'apaise l'âme. Après avoir hésité, Pierre a finalement décidé de nous suivre, Dominique, Valérie et moi. Nous voilà donc tous les quatre, en direction de l'hôpital, dans ma voiture avec ma sœur qui conduit. Visiblement affolé par l'idée de revoir Romy, Pierre garde le silence tout au long du trajet pour nous avouer ses craintes juste avant de franchir les portes de l'entrée principale :

– Je ne sais pas si c'est une bonne idée de la revoir. Je trouve ça un peu morbide. Elle est quand même morte depuis trois jours. On va la sortir de la chambre froide pour nous la mettre dans les bras. J'ai peur que ça ne soit pas une belle image qui me reste et que ça vienne me hanter long-temps. Pour l'instant, je garde un souvenir assez vague de son visage et je pense que c'est peut-être mieux comme ça.

Valérie recule pour nous tirer à l'écart des gens qui vont et viennent près de l'entrée. Elle pose sa main sur le bras de Pierre et répond à l'hésitation de celui-ci avec beaucoup de douceur et de compassion :

– Tu dois vraiment faire ce que tu crois être le mieux pour toi, Pierre. Et ça se peut que ta décision ne soit pas la même que celle de Caroline. Mais on conseille maintenant aux parents de revoir le bébé après sa mort et de le toucher. La plupart se sentent très réconfortés et soulagés d'avoir tenu leur enfant dans leurs bras une dernière fois, de lui avoir parlé. Tu pourras en profiter pour dire à Romy combien tu as de la peine, combien tu l'aimes aussi. C'est même considéré comme une étape importante du deuil. Ça confirme que vous n'avez pas rêvé, que votre bébé a vraiment existé. Et prendre des photos concrétise encore plus cette naissance. Ça restera quelque chose de réel dans votre mémoire. Ça vous fera des souvenirs. Je ne pense pas que tu vas regret-ter, Pierre... Mais tu dois vraiment écouter ce que ton cœur te dit de faire...

Sans plus tarder, nous entrons, avec, en tête de file, Pierre qui ouvre la marche en guise de réponse. D'entendre Valérie parler ainsi, en toute simplicité, m'a fait autant de bien qu'à Pierre. À mesure que ses mots m'enveloppaient, ma peur de ne pas être normale s'est estompée puis effacée. Ce désir subit de vouloir revoir ma fille ne me semblait plus déraisonnable... L'insécurité où m'a plongée la mort de Romy me fait douter de tout. Je ne sais plus ce qu'il convient de faire. J'ai tant besoin qu'on me rassure, qu'on m'accompagne, qu'on me guide dans mes choix. Ma douleur est trop brûlante pour que ma tête reste froide.

Remettre les pieds à l'hôpital tient du cauchemar. J'ai l'impression d'être le 2 septembre. Tout va-t-il recommencer ? Les mêmes corridors, les mêmes ascenseurs, le même étage des naissances, la même peur. Seuls les ventres ont changé. Des nouveaux, encore plus ronds il me semble, qui portent des bébés, bien vivants. Tout ce bonheur qui défile sous mes yeux, ces visages de femmes qui seront bientôt mères, me pourfend le cœur. Je baisse mon regard qui trahit ma haine, et la honte de ma haine.

Marie, qui nous attendait pour aller chercher Romy, sourit respectueusement à notre vue et s'approche. La gorge nouée, j'exprime mon désir le plus cher :

– J'aimerais être la première à la voir. Et j'aimerais passer du temps seule avec elle.

Seules, nous sommes enfin seules, Romy. Nos êtres réunis, baignés par la lumière du jour et par des ombres qui dansent, s'épousent pour une dernière fois. Je suis ta mère vivante qui pleure, tu es ma fille morte qui reçoit mes pleurs. Je voudrais t'expliquer, je voudrais que tu m'expliques. Mais nous ne saurons jamais. Nous ne saurons jamais la vie, nous ne saurons jamais la mort. Alors, je n'en parlerai pas.

Il n'y a que l'amour que j'ai pour toi que je peux te raconter et te répéter. Car l'amour pour toi, je sais. Oui, l'amour pour toi, et même sans toi, je sais ! Il est grand. Il est infiniment grand. Il est infiniment grand et cruel. J'ai peur qu'il me dévaste... Mais je n'y renoncerai pas, je n'y renoncerai jamais. Tu es ma fille vivante pour toujours. Je suis ta mère morte le jour de ta naissance. Ça, je sais. Alors, j'en parlerai, à toi, à tous... de ma plus grande peine d'amour.

C'est une peine sauvage. J'ignore encore si j'arriverai à la dompter un jour. Elle s'emporte parfois si fort, elle m'emporte parfois si loin. On m'a dit que seul le temps aura raison de sa fougue. Il ne sert donc à rien de lui lier les jambes. Elle doit courir. Elle doit s'épuiser avant de s'arrêter.

Et encore, lorsque je la croirai enfin calmée, elle sera toujours une bête de race, un pur-sang. Il me faudra accepter son tempérament, ne pas chercher à lutter contre sa force. J'apprendrai à la monter, à la surmonter... Je pourrai alors avancer avec elle et ferai du reste de ma vie une longue chevauchée.

Pour toi, pour nous deux, Romy, un jour, je vivrai à nouveau ! Je serai cette mère heureuse promise. Il te faudra seulement être patiente. Car, avant, je pleurerai ces dernières minutes passées seule avec toi, je pleurerai ta beauté glacée que je serre entre mes bras, je pleurerai ton visage paisible déserté de tout désir terrestre, je pleurerai ton corps inerte et fragile que je dénude pour le vêtir d'une petite robe blanche sur laquelle sont brodées quelques tulipes (mes fleurs préférées), je pleurerai tes mains que je referme sur le petit ange doré qui se balançait au-dessus de ta commode. Je pleurerai cette vie que je ne verrai jamais en toi.

Il faut sortir. On t'attend. Je te porte précautionneusement, ma belle éphémère, comme mille fleurs écloses sur le point de faner. Le temps passe. On prend des photos de toi, de toi et moi, de ton père et toi, de nous trois couverts de soleil. C'est une journée étrangement belle pour des portraits de famille d'une aussi grande tristesse. Nous nous arrêtons. Nous te contemplons. Nous plongeons en toi profondément. Notre cœur est en paix. Tu es là. Tu es notre fille pour quelques heures. Nous te savourons, belle petite fugace, jusqu'à la dernière minute.

Le glas sonne, trop vite, notre rupture définitive. Il faut te laisser partir. Tu nous auras été seulement prêtée. Mes mains hésitantes s'ouvrent sur ton corps qui commençait à se réchauffer, que je commençais presque à croire vivant. Avec une tendresse infinie, Marie te prend et t'emporte.

Et moi, ta mère, je dois te laisser t'éloigner. Et moi, ta mère, je dois te laisser disparaître à jamais. Alors que moi, ta mère, je crie famine de toi en silence et me retiens de ne pas aller me dresser devant le seuil qu'on s'apprête à te faire franchir. Car, avec toi, ma fille, mon sentiment de paix s'éteint et c'est la nuit qui s'installe de nouveau. Dans le noir, une grande terreur empoigne mon âme recroquevillée sur elle-même. Elle l'étouffe et l'empêche de laisser sortir sa rage. Sa gigantesque et inavouable rage. Ta mort, Romy, et celle de tous les enfants me révolte.

Et de toi, nous n'emportons qu'une mèche de tes cheveux abondants – Marie n'arrêtait pas de me répéter qu'ils étaient du même roux que les miens et je n'ai pas osé lui avouer qu'il ne s'agit pas de ma vraie couleur –, deux petits cartons avec l'empreinte de tes pieds dessus, des vêtements impersonnels qui portent ton odeur pour quelques jours encore, les bracelets d'hôpital, deux rouleaux de photos et le plan du cimetière de la Côte-des-Neiges, le tout dans un petit sac.

Chapitre 7
Musique de chambre

« En présence de la mort d'un petit enfant,
l'Art et la Poésie ressemblent vraiment à de très grandes misères. »

Léon Bloy

$\mathcal{P}$our notre humble cérémonie d'adieux, en ce premier dimanche du mois de septembre, Mozart est là, en sourdine. C'est sans doute un hasard... et peut-être pas, après tout. Une de ses nombreuses pièces de musique de chambre joue. J'ignore laquelle. La plupart des notes restent captives sous les voix familières qui partagent leur chagrin. Quelle importance, puisque c'est son *Requiem*, avec sa lourdeur et sa grâce, avec sa part d'ombre et de lumière, qui m'habite !

Comme Mozart, à trente-cinq ans, je laisse moi aussi ma plus grande œuvre inachevée et je meurs avec elle. On baisse le son jusqu'à faire taire le quatuor avant que je ne réussisse à reconnaître quoi que ce soit... Autre chose que je ne saurai jamais, mais je commence à m'y faire. Le piano de Chopin remplace les cordes de Mozart. Cette fois, je ne cherche pas à mettre un titre sur les notes, je me laisse emporter par elles en balayant les bribes de conversations qui m'étourdissent.

Pierre est assis à ma gauche, sa main moite dans la mienne. Autour de nous, qui nous chuchotons par intermittence notre peine, nos deux familles rassemblées sympathisent. Elles ont tout pris en charge, même notre peine, et c'est ce qui nous réconforte le plus. La célébration est on ne peut mieux préparée, avec sobriété et sincérité. Tout est là : la chaleureuse maison de ma sœur Johanne, des lys blancs partout, une table où l'on dépose des mots et des offrandes, un goûter santé auquel tous ont vraisemblablement participé et le soleil qui transperce les nuages par moments.

Dominique s'avance. Je lui ai demandé de parler en mon nom, de dire à tous, la famille élargie de Pierre et notre famille nombreuse, à quel point leur support nous est cher. Elle en profite pour se remercier elle-même, en passant. Ce qui nous fait tous bien rire. Aussi, je voulais qu'elle lise le court poème que j'ai écrit hier soir et qui s'adresse à toi, ma fille. Il est simple. Il s'inspire de cet après-midi d'avril splendide, à quelques jours de la première échographie qui nous révélerait ton sexe, où je me permettais avec Pierre une crème glacée – ô combien riche et savoureuse, dont je m'interdis même la pensée habituellement !

Alors que j'en avais plein la bouche, un papillon est venu se poser sur la table à laquelle nous nous étions installés, tout près de ma main gauche. Il s'est arrêté longtemps, sans bouger, avec ses longues ailes toutes déployées. T'en rappelles-tu, Romy ? J'étais si excitée. Je me suis alors laissée emporter par de belles pensées farfelues... et ton père a fini par s'enthousiasmer autant que moi.

– Pierre, c'est incroyable ! On dirait l'âme de notre enfant... Je vais lui demander si c'est un garçon ou une fille.

– J'avoue que c'est étrange. C'est rare à ce temps-ci de l'année... En plus, il ne bouge pas du tout.

– Regarde bien... Si tu es une fille, beau papillon, ferme les ailes.

— *Il les a fermées ! C'est fou ! Et en plus, il les laisse comme ça, sans bouger, comme s'il attendait la prochaine commande...*

— *Papillon, si tu es vraiment une fille, bats des ailes.*

— *Je peux pas y croire ! Il bat des ailes ! Tu es une sorcière ou quoi... Et il s'arrête maintenant, avec ses ailes ouvertes comme au début....*

Ce papillon est resté ainsi plusieurs secondes encore, comme pour nous tirer sa révérence après son humble prestation. Puis, avec élégance, comme soulevé par le vent, il est reparti tranquillement. Ensuite, Romy, lorsque j'ai partagé cette histoire avec mon entourage, on n'en revenait pas de ce beau petit moment magique que nous avions vécu, Pierre et moi. Si j'avais su alors ce que tu étais en train de nous raconter... Je ne l'ai compris qu'hier soir.

Écoute bien, Romy, Dominique se racle discrètement la gorge et va lire de sa voix douce et légèrement chevrotante ton poème, ma prière :

ROMY
Mon petit papillon
Ma fille
Sur ma vie, tu t'es posée...
J'ai senti tes ailes... Juste un frôlement...
Si léger, trop léger
Si court, trop court
Et tu t'es envolée
Si tu savais comment
Mon corps, mon cœur, mon âme...
Tout mon être
Te cherche et t'espère en vain
Aide-moi à garder les yeux vers le ciel
Où tu es partie.

Et c'est au tour des autres de parler. Moi qui adore d'ordinaire les mots, les mots qui ont toujours été toute ma vie, aujourd'hui, je ne les écoute pas. La femme qui rêve de devenir écrivaine serait-elle morte avec la femme qui rêvait de devenir mère ? Cette question m'effraie, parce que si ma passion n'est plus, je ne suis plus. Mon cœur serait-il en train de devenir sourd à la beauté qui sort des bouches inspirées ?

Et tout à coup, comme par magie, une voix calme, jamais entendue, pour qui la poésie est vraisemblablement plus que son violon d'Ingres, s'élève. Les yeux rivés sur un petit carton, Josette, la tante de Pierre, une femme toute menue que je rencontre aujourd'hui pour la première fois, a pris timidement la parole, et quelle parole !

— *Ce que je trouve beau dans le destin humain malgré son apparente cruauté, c'est que, pour moi mourir, ce n'est pas finir, c'est continuer autrement.*

Un être humain qui s'éteint, ce n'est pas un mortel qui finit, c'est un immortel qui commence. La tombe est un berceau. Et le dernier soir de notre vie temporelle est le premier matin de notre éternité.

« Ô mort si fraîche, ô seul matin », disait Bernanos.

Car la mort, ce n'est pas une chute dans le noir, c'est une montée dans la lumière.

Quand on a la vie, ce ne peut être que pour toujours...

La mort ne peut tuer ce qui ne meurt pas. Or, notre âme est immortelle. Il n'y a qu'une chose qui puisse justifier la mort... c'est l'immortalité.

Un ange veille sur vous, Caroline et Pierre, elle s'appelle
Romy.

Un ange, un papillon, une fée... Romy, je n'ai jamais
espéré que tu puisses voler aussi vite de tes propres ailes. Je
ne rêvais pas d'un être divin qui me protégerait. Je ne rêvais
pas d'un être magnifique déjà arrivé à maturité. Je ne rêvais
pas d'un être imaginaire doté de pouvoirs surnaturels. Je ne
rêvais que d'une toute petite fille qui aurait besoin de moi.
Mais les rêves, même les plus simples, ne se réalisent pas
toujours. Car la réalité, parfois trop recherchée pour qu'on
puisse la comprendre, les remplace souvent.

Ma mère se hasarde à dévoiler sa peine devant tous.
Puis, elle s'approche timidement de moi pour venir déposer une gerbe de roses blanches au creux de mes mains que
je lui ouvre. Son cœur tremblant, celui d'une mère, que
je sens tout à coup présent à mon propre cœur de mère
fragile, me réconforte. Qu'elle ait finalement décidé de
se déplacer me fait pardonner son hésitation du départ à
quitter Chicoutimi.

C'est vrai, elle ne s'est pas pressée de me porter secours ;
mais elle est là, aujourd'hui, et c'est ce qui compte. Comme
nous tous dans la vie, ne fait-elle pas de son mieux ? Comme
chacun d'entre nous, ne cherche-t-elle pas à maîtriser, le
plus humainement du monde, sa propre frayeur devant la
mort qui nous frappera tous un jour ?

On continue d'exprimer son soutien. Certains sont
moins habiles que d'autres. Ils ignorent le bienfait du
silence jumelé à un demi-sourire tendre. Ils n'ont pas appris
que, quelquefois, il n'y a rien à dire. Sans le savoir, à force
de vouloir donner un sens à la tragédie que Pierre et moi

vivons, ils accumulent maladresse sur maladresse. Un drame est un drame, essayer de le dédramatiser est une entreprise perdue d'avance.

Mais leur regard compatissant, au-dessus de leur bouche un peu trop active, nous fait passer outre aux explications ésotériques que nous ne pouvons plus souffrir : c'était sans doute son karma, Romy a choisi d'expier ainsi les fautes de ses vies antérieures ; Romy vous savait des parents capables d'accepter son choix de mourir si tôt ; Romy a décidé de mettre fin à une vie qui s'annonçait trop difficile – faut-il déduire que les parents auraient fait partie de cette vie trop difficile ? Parce que là, on s'approche dangereusement de l'insulte. Et dans ce cas, ne pas s'insurger tient davantage de la pure imbécillité que de la patience. Romy va sans doute se réincarner dans le corps de votre prochain enfant... Vraisemblablement, on tente de se racheter, mais nous ne sommes pas dupes...

Bien qu'elles commettent quelques impairs, ma famille et celle de Pierre sont précieuses. Depuis mardi, toutes deux veillent sur nous sans relâche. Elles sont là. En personne, au téléphone... Le jour, la nuit... Ma sœur Dominique, venue pour une semaine, est remarquable. En plus de nous prêter une oreille attentive, elle s'occupe de toutes les choses pratiques que Pierre et moi avons perdu le courage de faire. Depuis mercredi, nous mangeons comme des rois et la maison n'a jamais été aussi propre. Mais, surtout, Dominique nous permet de ne pas perdre pied.

Et de la famille, c'est cette présence, cette disponibilité à partager notre peine que je retiens. En fait, je ne retiens qu'elle... et l'absence des amis.

Beaucoup ne nous ont même pas téléphoné une seule fois, préférant offrir leurs sympathies par personnes inter-posées... Leur malaise était-il plus grand que notre peine ? En tout cas, ils ont jugé qu'il était assez important pour se taire. Et si j'aime le silence, je sais qu'il n'a rien à voir avec le mutisme volontaire. On répond quand on entend un ami appeler à l'aide.

Chapitre 8
La chambre forte

« Hélas ! vers le passé tournant un œil d'envie,
Sans que rien ici-bas puisse m'en consoler,
Je regarde toujours ce moment de vie
Où je l'ai vue ouvrir son aile et s'envoler !
Je verrai cet instant jusqu'à ce que je meure
L'instant, pleurs superflus !
Où je criai : L'enfant que j'avais tout à l'heure,
Quoi donc ! Je ne l'ai plus ! »

Victor Hugo

*D*ans la chambre des maîtres où ma vie alourdie s'est réfugiée, l'immobilité règne depuis un mois. Un mois ! L'âge qu'aurait Romy... Comme l'énorme chêne qui occupe tout le paysage de l'autre côté de la fenêtre, je refuse d'avancer. Ma mémoire en profite pour emmagasiner et graver le temps. Elle fait de beaux grands cercles. Une façon de retenir, de garder, d'emprisonner les jours passés. Rien ne s'effacera. Je suis une vivante immobile, à l'état végétatif, qui respire et s'enracine dans un même et seul espace limité pour ne rien oublier.

Depuis le 2 septembre 2003, premier jour de l'an zéro de ma nouvelle ère, je me souviens. Je me souviens des neuf derniers mois de l'an moins un, les plus beaux. Je les revisite sans relâche. À tout moment, jour et nuit, j'ouvre mon coffre-fort et j'en sors mon trésor ancien parfaitement conservé, ma grossesse sacrée, que je contemple sans jamais me fatiguer.

Mais le 2 octobre de l'an un devait arriver. Comment affronter ce jour, cet étrange aujourd'hui ? Faut-il célébrer l'anniversaire de naissance de ma fille ? Faut-il plutôt se commémorer sa mort ? On ne nous prépare pas à ce genre de dilemme dans les cours prénataux... ni dans la vie, d'ailleurs.

À quoi bon me rendre au cimetière puisque le corps de Romy n'est pas encore en terre ? À l'hôpital, on sort enfouir les petits anges accumulés deux fois par année seulement, juste avant que leurs ailes ne se détachent de leur dos. Belle façon de remplacer toutes les images horribles que cette pratique me renvoie !

Un mois... Le corps de ma fille en est à quel état de décomposition ? Pourrait-on encore discerner les traits qui ressemblent... ressemblaient... à ceux de Pierre ? Ma fille ne ressemble sans doute même plus à une fille. Et aller me recueillir sur la tombe d'autres enfants calmerait-il le sentiment d'injustice qui me fait détester tous les parents heureux qui peuvent regarder le visage de leur enfant sans craindre qu'il ne tombe ?

Plus que jamais, Romy me semble cruellement inaccessible. Je m'accroche aux quarante-huit photos de famille déjà usées, aux deux traces de pieds, à sa mèche de cheveux... Les seules preuves de son court passage.

Je suis quand même sortie de ma citadelle tout à l'heure pour aller acheter des fleurs. Des marguerites blanches et jaunes, que je ne vois déjà plus, trônent sur la table. Je les ai choisies parce que je les ai trouvé belles. Mes mains désespérées ont ramené ces fleurs rayonnantes en bouquet comme autant de petits soleils capables de réchauffer une maison devenue froide. Elles m'ont consolée cinq minutes.

Après, je me suis rendue dans la chambre de Romy. Une fois assise, mes mains ont pris mon visage en pleurs et l'ont bercé longtemps. Je suis inconsolable. C'est tout ce que je suis d'ailleurs : inconsolable. Je ne suis plus rien d'autre. Je ne suis plus une femme enceinte. Je ne suis plus une mère. Je ne suis plus une enseignante. Je ne suis plus une auteure.

Retourner enseigner est hors de question. Après avoir épuisé mon congé de maternité, qui prend fin en janvier de notre ère, je débuterai un congé de maladie que j'ai l'intention d'épuiser à son tour. Mon arrêt de travail devait durer un an, il durera un an. Tous sont prévenus. Directeurs, professeurs, médecins... Leur avis m'importe peu. Que ma volonté soit faite ! Moi seule sais. J'ai besoin de tout mon temps pour récupérer ; car si avoir un enfant change une vie, ne pas en avoir... Et si, en septembre, je ne suis pas complètement déshydratée après mon année de larmes, je ferai semblant d'avoir à nouveau le jus qu'il faut pour satisfaire les esprits assoiffés des jeunes à qui j'enseigne.

Il y a aussi l'écriture... Que faire du lancement de mon premier roman fixé depuis longtemps au 2 décembre ? J'avais choisi cette date en me disant que Romy aurait à peu près trois mois. À peu près... Je m'imaginais comblée, discourant sur *Trop de lumière* avec ma fille dans les bras. La belle scène romantique ! Je croyais que cette année sabbatique serait la plus belle de ma vie. Mes deux rêves les plus chers qui allaient se réaliser coup sur coup.

Or, maintenant, je ne sais plus quel sens donner à cette ambition d'écrire ni à cette petite fête organisée pour ma première progéniture de papier alors que je serai encore en plein deuil. Ce soir-là, j'aurai honte de pleurer ma fille devant tout le monde et si, au contraire, j'ai le malheur d'être heureuse, j'aurai encore plus honte. Dans les circonstances, un grand lancement dans ma cour serait beaucoup plus approprié : celui qui attrape le premier roman que je balance par la fenêtre prend la relève ; moi, j'abandonne l'écriture. Mais je n'ai pas la force de revenir sur ce qui était prévu.

J'étire la main pour ouvrir le tiroir de ma table de chevet. Un autre livre sur le deuil... J'ai épuisé la bibliothèque du quartier, la librairie près de chez moi, l'hôpital...

J'ai tout lu et tout relu... Des témoignages, des essais, des tonnes de photocopies fournies par Valérie, ma sage-femme, et par Marie, la travailleuse sociale de l'hôpital.

Depuis un mois, j'ai voulu comprendre, analyser, connaître les étapes de la résolution d'un deuil... J'ai voulu me comparer, savoir comment les autres avaient vécu cette perte et avaient réussi à en guérir... J'ai voulu croire malgré tout... J'ai voulu ne pas abandonner... J'ai voulu m'accrocher à mes rêves... J'ai voulu qu'on m'aide... J'ai voulu accepter de ne jamais savoir pourquoi... J'ai voulu vivre parce que j'en valais la peine, même sans enfant... J'ai voulu laisser aller Romy, lui faire mes adieux... J'ai voulu un autre enfant lorsque mon deuil prendrait fin... J'ai voulu deux autres enfants pour être certaine que la mort n'aurait pas raison de ma famille...

Depuis un mois, j'ai voulu aussi que rien de tout cela ne me soit arrivé... J'ai voulu ne pas y croire... J'ai voulu refuser d'accepter... J'ai voulu crier ma révolte... J'ai voulu trouver un coupable pour me venger... J'ai voulu ne plus voir personne... J'ai voulu retourner dans le passé et y rester... J'ai voulu cesser de souffrir au plus vite... J'ai voulu bousiller mes rêves... J'ai voulu ne plus jamais avoir d'enfant... J'ai voulu ne plus jamais aimer... J'ai voulu m'accrocher à ma fille perdue et mourir avec elle...

Tout ça, depuis un mois, je l'ai voulu en même temps. Toutes ces pulsions de vie et de mort, je les ai vécues chaque seconde, soixante secondes par minute, soixante minutes par heure, vingt-quatre heures par jour.

Et parce que ces pensées étaient insoutenables, je les ai partagées avec ma famille, la plupart du temps au téléphone, et avec Pierre, qui m'a lui aussi confessé ses peurs ;

je suis allée rencontrer quatre fois Marie, même si je devais traverser au complet l'étage des naissances de l'hôpital pour me rendre à son bureau ; j'ai consulté à deux reprises une psychologue, à qui la même chose est arrivée – un hasard, si hasard, encore une fois, il y a dans la vie – , « sauf qu'elle... », sauf qu'elle, elle sait écouter... Et, hier, pour la première fois, j'ai participé à un groupe de soutien avec Pierre.

Ce sont tous ces parents que je ne connais pas qui m'ont le plus aidée. Des parents orphelins qui cherchent ensemble et à voix haute leur enfant mort, c'est une belle allégorie de la vie en train de mourir. De mes yeux aussi désespérés qu'intéressés, j'ai vu et collaboré à une grande fouille archéologique à ciel ouvert organisée par une bande d'âmes chevaleresques qui ne peuvent s'empêcher de croire que le Saint-Graal doit bien exister quelque part. Mais si retourner la terre au complet sans oublier la moindre petite île est une quête mythique louable dans une légende, c'est un projet trop ambitieux pour le commun des mortels dans la vraie vie. À la longue, il menace l'esprit... Et pourtant, accepter de ne pas trouver, de ne pas comprendre, ébranle parfois davantage la raison que d'arrêter de chercher.

Chapitre 9
La chambre des miroirs

« Nul n'a jamais écrit ou peint, sculpté, modelé,
construit, inventé, que pour sortir de l'enfer. »

Antonin Artaud

De la salle de travail, je regarde sa chambre nue du coin de mon œil habillé de larmes. Les mains sur le clavier, je m'oblige à rester assise. J'essaie de me concentrer sur une ébauche d'écriture commencée en milieu de grossesse : pour essayer de donner un sens à ma vie, un scénario d'un humour grinçant à mille lieues du deuil où le destin m'a plongée. Belle utopie que de croire que cette idée venue dans un état de bonheur profond puisse receler un quelconque pouvoir de me sauver de mon malheur présent !

En deux heures, je n'ai réussi à écrire qu'une seule ligne, et mauvaise en plus. Si je travaille huit heures, j'arriverai peut-être à me rendre à quatre lignes avant ce soir. À raison de deux ou trois phrases par jour, je devrais avoir terminé ce projet de film, dont la qualité s'annonce de plus en plus douteuse, d'ici cinq ans.

Décidément, mon nouveau penchant pour le calcul ne me lâche pas... Un autre mardi qui commence. Une autre semaine qui s'ajoute à mon nouveau calendrier. En ce 18 novembre, nous complétons la onzième semaine. Deux mois et demi...

Maintenant, je passe plus de temps à compter les jours qui me séparent de la mort de Romy et les lignes que j'efface plus que je n'écris. Je ne croyais pas avoir une telle propension aux chiffres. En septembre, si je n'arrive pas à enseigner le français, il me faudra songer sérieusement aux mathématiques...

Il ne reste que deux boîtes à fermer. Tout ce qui pouvait rappeler Romy, de près ou de loin, on l'a enlevé. Il paraît que défaire ce qu'on a mis des semaines à préparer avec soin fait partie du deuil. Pendant des mois, on élabore un menu copieux et somptueux, un vrai *Festin de Babette*, et le jour venu, juste avant de passer à table, on tire la nappe...

Il y a trois semaines, quand Pierre et moi avons finalement décidé de ranger cette chambre où il n'y avait jamais eu le moindre désordre, j'ai eu envie de tout briser. De mettre le marteau dans les fées et les châteaux, la scie dans la couchette, les ciseaux dans le placard et la commode... Tant qu'à démolir un rêve !

En dépit de ma rage, je me suis ravisée ; car je veux avoir un enfant plus que jamais. J'ignore si j'aurai alors envie d'utiliser ce qui avait été choisi méticuleusement pour Romy, mais je n'ai pas la force de tout jeter actuellement. J'aurais l'impression de renoncer. Éloigner ma fille, boîte par boîte, me demande déjà assez de courage. Pourtant, j'ignore si tous ces objets, rangés comme autant de parcelles d'un miroir brisé, sont récupérables. Est-ce le pâle reflet d'une chambre recollée miette par miette que je souhaite offrir à mon prochain enfant ?

On décidera plus tard. On saura peut-être alors ce qu'il faut faire. En attendant, mon désir d'être mère part demain matin en pièces détachées et attendra chez ma sœur Sylvie. Les parrain et marraine entreposeront eux aussi leur rêve, ils le laisseront dormir dans leur sous-sol. Pour combien de temps marcheront-ils dessus avant de le tenir dans leurs bras ? Je l'ignore, comme tout le reste d'ailleurs ; car peu importe nos desseins, la vie ne se laisse pas imposer notre volonté. C'est à peine si elle la considère quand elle décide d'agir.

Pourtant, même si mes règles, anormalement abondantes, qui ont décollé pour la première fois hier, me plongent dans un mystérieux état de deuil, deuil qui s'ajoute à celui dont je n'entrevois toujours pas la fin, je m'accroche à l'idée que Romy aura un jour une petite sœur ou un petit frère. Je m'entête à croire que la vie l'emportera sur la mort. Je sais qu'il est préférable d'attendre, au moins six mois... C'est du moins ce que l'on raconte dans tous les écrits portant sur la grossesse suivant la perte d'un bébé.

Attendre... Survivre en espérant qu'un événement heureux arrive parce que le présent est insupportable... Je l'attends de pied ferme, ce bonheur, j'aurai mon tour même si je dois faire la queue. Il ne me laissera quand même pas languir toute ma vie.

Et puis j'en ai assez. Une envie subite de sortir, de voir mon roman en librairie me prend. Il doit s'y trouver depuis une bonne semaine. Et dans à peine deux semaines, le lancement... Il me faut une robe. J'irai m'en acheter une demain, la plus belle que je trouverai. Pour une fois, je me paye une folie et un rendez-vous chez le coiffeur aussi... Ce sera ma journée ! Tout à l'euphorie du moment, mon cœur se sent soudain, pour un instant, presque léger.

Mais une honte indicible a tôt fait de rabrouer ma joie, qui se tait gravement. Comment l'enfantement de *Trop de lumière*, une suite de mots sur une suite de pages – cent-vint-six exactement... – a-t-il pu l'emporter sur ma peine pendant deux minutes ?

Ne suis-je donc qu'une mauvaise mère pour abandonner aussi facilement ma fille ? Si je cesse à tout moment d'observer le culte de la mort, sous prétexte d'obéir à une quelconque passion, comment le souvenir de Romy survivra-t-il ? La culpabilité revendique son droit de parole. De sa voix impérieuse, elle m'accuse de tous les torts en me pointant du doigt.

Je lui tourne le dos. C'est la première rebuffade que j'ose lui faire. Pour une fois que je ne me rends pas chez Renaud-Bray pour acheter un livre sur le deuil... L'énergie qui m'habite tout à coup est la même qu'il y a trois semaines, lorsque, après avoir rempli les premières boîtes, j'ai ressenti ce besoin pressant de retourner au gym. J'y suis alors restée deux heures et j'y suis retournée à plusieurs reprises depuis, même si mes larmes ont fini chaque fois par se mêler à ma sueur. Après l'écriture, le sport a toujours été ma plus grande source de bien-être.

Il me faut un répit. Il y a une femme en moi qui n'en peut plus du malheur. Je mets mon nouveau manteau d'hiver, acheté entre deux crises de larmes, que j'adore pour son allure hors du commun, pour son air tout droit sorti des années soixante-dix, et je monte dans ma petite Suzuki qui aurait besoin d'un grand nettoyage. Mais c'est le genre de constatation qui a très peu de chance en ce moment de passer au stade de préoccupation. Ce qui suppose que l'état de ladite voiture devrait rester plutôt stable dans les prochaines semaines, voire les prochains mois. À la radio, Jean Leloup intervient avec sa *Ballade à Toronto* : « Les nuages du nord nous rappellent la mort et tu m'appelles encore... » mais « Tant qu'il y aura des rivières, nous pourrons nous baigner... »

Que Montréal est magnifique sous le ciel d'automne ! J'ai toujours adoré cette ville, surtout lorsqu'elle s'alanguit sous le soleil concentré à rendre ses dernières faveurs avant de s'éloigner. En novembre, chaque jour de beau temps qui s'ajoute s'avère une victoire de plus sur l'hiver. Pour quelques heures, parce que ce pourrait être la dernière fois, tout ralentit.

Les têtes sortent des épaules. Les sourires s'accrochent aux visages. Les regards élargissent leur champ de vision. Les pas ont envie de rester collés aux trottoirs. Les tables réapparaissent sur les terrasses. Les verres s'entrechoquent. Comme si le bonheur donné au compte-gouttes était plus délectable.

Je baisse la fenêtre. De chaque côté défilent des balcons en colimaçon. Entre mes doigts, le vent glisse. Il file comme mille grains de sable qu'on laisse s'échapper pour le seul plaisir de les sentir s'échouer sur nos pieds nus farfouillant la plage. Un feu rouge arrête mon envolée.

Mon regard s'attarde sur la partie saillante d'un vieil édifice. Sur un mur en décrépitude, une corniche, dans un état remarquable, tient bon comme par miracle. Comment a-t-elle pu, seule, malgré le vent, la pluie et la neige, s'accrocher avec autant de distinction ? Le jour où tout s'écroulera autour d'elle, saura-t-elle préserver toutes ses années de gloire ?

Le feu passe au vert. La route est libre. Je remarque deux jeunes qui font du pouce... J'ai ouï dire qu'une grève des transports sévissait. Je les embarque. Il n'y a rien comme rendre service aux autres pour justifier un de nos moments d'affranchissement... Ils sont beaux, heureux et confiants. C'est avec enthousiasme qu'ils parlent du monde qu'ils croient pouvoir changer.

Ils sont tellement remplis d'espoir, j'aimerais qu'ils me bercent de douces illusions. Ils sont tellement remplis de promesses, j'aimerais qu'ils m'en fassent juste une petite. Ils sont tellement remplis de certitudes, j'aimerais qu'ils me redonnent les miennes. Je veux, moi aussi, avoir foi en moi et en la vie. Je pourrais prêter serment tout de suite, comme ça, sans cérémonie aucune. Mais leur point d'arrivée est franchi. Ils referment la portière en me laissant avec des mercis plein les bras et des doutes plein la tête.

Une fois à la librairie, je m'emploie à chercher mon roman. J'espère qu'on ne l'a pas déjà rangé dans le coin d'une étagère : ma première création réduite à jouer le rôle d'appuie-livres pour soutenir les noms qui pèsent trop lourd... Je me sens encore si fragile. La peur, la joie et tellement de tristesse encore... Trois géantes qui m'encerclent et m'assiègent. Confondue, je m'arrête quelques secondes.

Dans ma poitrine, des palpitations incontrôlables se font sentir. La pensée de mon cœur qui bat, surtout lorsqu'il se met à accélérer sans effort physique aucun, jusqu'à atteindre le rythme de celui d'un fœtus, me trouble toujours. L'image de Romy me traverse tout le corps. Une crampe près de mon bassin retient mes pas d'avancer. J'ai mal. J'ai chaud.

Puis, je me décide à poursuivre ma quête. Tandis que je me rends au fond de la librairie, un homme lève les yeux discrètement sur moi. Son regard avoue sa gêne en se replongeant rapidement dans un livre feuilleté au hasard. Son sourire léger, par contre, reste suspendu dans l'air et me suit. Je ne cherche pas à m'en défaire. Je me laisse imprégner de ce petit geste que je reçois comme un grand fragment de bonheur parce qu'il est gratuit.

Toujours à la poursuite de mon roman, je fouille du regard tous les présentoirs avec soin. Je tourne en rond jusqu'à aboutir face à face avec mes livres, assez bien présentés sur une longue table non loin de la caisse. Ils sont là avec, en arrière-plan, ce visage aperçu il y a quelques minutes. Cet homme n'est pas un parfait inconnu. J'ignore son nom, mais je sais qu'il est comédien pour l'avoir déjà vu jouer à la télévision et sur scène.

Je trouve le courage de me laisser emporter par un étrange élan de désinvolture. Sans plus réfléchir, je m'adresse à lui en lui tendant mon récit :

— Vous devriez lire ça. C'est un très bon roman.

— Ah ! tu l'as lu ?

Je me contente de sourire en guise de réponse. Ce qui lui laisse le temps de baisser les yeux sur l'objet reçu et de voir ma photo sur l'endos de la couverture.

— Ah ! tu l'as écrit.

— Oui !

— Eh bien, je vais le prendre. Ça va me faire plaisir de le lire.

— Il faut que je vous dise que je me rappelle de vous avoir vu un soir de la Saint-Jean. Vous lisiez un poème, une chanson de Claude Dubois, je crois, et de tout le spectacle, c'est ce qui m'a le plus touchée.

— Merci... Oui ! Je me rappelle... Ça fait longtemps. Sept ou huit ans peut-être. En passant, tu peux me tutoyer... (Petit silence complice.) Fais-tu autre chose qu'écrire ?

— Oui, j'enseigne aussi...

– Ah oui ! Qu'est-ce que tu enseignes ?

– Le français, la littérature et même la morale...

– Ah, c'est intéressant... Mais qu'est-ce que tu fais ici un mardi en plein après-midi ?

– Je suis en congé de maternité...

– Tu viens d'avoir un bébé... C'est super !

– Oui, mais je l'ai perdu. Elle est morte à la naissance. Ça fait deux mois et demi...

– Je suis désolé... Je suis sincèrement désolé... C'est vraiment horrible. Moi, j'ai perdu mon père il y a deux ans. Ç'a été difficile, mais je sais que ça n'a rien à voir avec la perte d'un enfant.

Un silence tranquille nous rapproche. Puis, comme après une note sur une touche noire tenue, on se remet à parler doucement. J'arrête de compter le temps parce qu'il s'est arrêté. Tout ce qui se passe est en dehors des minutes qui s'épuisent habituellement à écouler les heures. Suspendu pour une période indéterminée, le temps attend un peu plus loin de se voir restituer sa fonction. C'est le pouvoir étrange d'un regard qui plonge dans un autre. Une rencontre où deux âmes, en communion, se sentent habitées par un même souffle.

Personne ne se protège de la force du vent. Entre les branches de ma tristesse, je le sens qui tourne. Il balaie les feuilles mortes à mes pieds accumulées. Elles tourbillonnent, improvisent une danse ronde et belle, avant de disparaître.

Peut-être reviendront-elles ; mais il y a longtemps que je n'ai respiré aussi bien, aussi profondément. Une grande sortie en plein air.

Les nuages au-dessus de nos têtes, qui se font chasser, se dispersent doucement. Je ne savais plus le ciel aussi bleu. Tandis que je me laisse rassurer par la vue de cet infini oublié, une brise légère, chaude comme un murmure à l'oreille, se lève. L'atmosphère est mue par de nouveaux courants, des courants d'air pur et vivifiant que j'inhale à pleins poumons.

Toujours debout l'un devant l'autre, on se raconte nos vies. Les jours arides qui se sont acharnés sur nos ardeurs jusqu'à les faner. Les jours meilleurs qui ont nourri nos désirs pour les faire refleurir. Le parfum de nos cœurs qui ont été mis à mûrir par les événements. La beauté dure et tendre de la vie. On s'émeut. Je retiens mes larmes ; je retiens mes rires. Je le connais à peine ; je le connais depuis toujours...

Chapitre 10
Chambre à part

« Je jalouse le sort des plus vils animaux
Qui peuvent se plonger dans un sommeil stupide... »

Charles Baudelaire

Et Noël qui arrive dans moins de deux semaines... Qu'est-ce que je fais seule dans le salon, les yeux grands ouverts, muette, devant le sommeil qui refuse de venir jusqu'à moi ? La vérité ! Oui, c'est elle qui s'est emportée et est partie en furie ! C'est la vérité que je n'ai pu retenir qui m'a conduite ici.

C'est qu'il y a eu ce moment où tout s'est présenté à moi si clairement. C'est qu'il y a eu cet instant où je me suis sentie sans peur aucune et où ma bouche s'est ouverte et s'est mise à parler. Elle a tout dit, très calmement, mais sans s'arrêter... Me voilà donc sur le canapé, dans de beaux draps – à vrai dire, ils sont tout sauf beaux –, sans ma couette ni personne, face à l'avenir !

Presque trois mois et demi que tu es partie, plus de cent jours... Romy, es-tu encore ma petite fille quelque part ? Qu'attends-tu de moi ? Approuverais-tu les aveux faits à ton père ? Peut-être les anges sont-ils aussi légers parce qu'ils ne gardent jamais rien sur la conscience ? Qu'en penses-tu ?

Te souviens-tu il y a à peu près un an ? Lorsque j'ovulais, c'est incroyable combien j'ai pu faire l'amour souvent, excitée par la pensée de toi et de ton arrivée dans le monde ! Aussi, difficile de savoir quel jour exactement tu t'es accrochée au fond de mon utérus et surtout pourquoi tu l'as fait... Oui ! Pourquoi être venue si tu n'avais aucune intention de rester ?

Si je n'ose jamais l'avouer, c'est que je m'en sens profondément honteuse... Mais, quelque part à l'intérieur de moi, une colère contre toi gronde... Une colère souterraine... Une colère retenue... Une colère qui s'interdit d'éclater. On ne blâme pas les morts de n'être plus des vivants. Car un mort ne peut sans doute pas avoir sa propre mort sur la conscience.

Seule une mère indigne reprocherait à son enfant son départ. Pourtant, il m'arrive parfois de t'en vouloir de m'avoir abandonnée. Alors, toi, m'en voudras-tu d'abandonner ton père tandis que je suis bien vivante ? Au moins, lui, il sait pourquoi je le quitte... Il a eu droit à des explications, dures peut-être, mais elles avaient le mérite d'être claires.

Ce soir, il y a quelques heures, j'étais avec ton père dans sa voiture, la vieille Honda couleur... rouille et blanche. Il y avait derrière nous cette banquette, depuis toujours baissée et chargée d'ordinateurs en pièces détachées qui font que tout bagage autre qu'un sac à main devrait se retrouver sur le toit s'il tenait à faire partie du voyage. Nous nous rendions au cinéma... Et cette sortie ne visait qu'un seul but : sortir. Ni l'un ni l'autre nous ne parlions.

Tandis qu'il conduisait, je me suis tournée vers lui et j'ai vu... un homme de trente-quatre ans, formidable, à qui je n'avais rien à reprocher – mis à part des peccadilles... comme, par exemple, le siège des toilettes relevé qui m'a laissée un certain soir en pleurs. Et qu'y a-t-il de pire que de n'avoir aucun blâme à adresser à quelqu'un qu'on veut quitter ? Il faut des motifs valables, il faut de vraies raisons...

Le problème, c'est qu'il y a presque trois ans, je suis tombée amoureuse de qualités et de valeurs : des critères cochés l'un après l'autre sur la liste du père idéal... Une belle suite de symboles identiques qui ne pouvait qu'égaler un sentiment amoureux de ma part. (J'avais déjà, à l'époque, des indices sur mon talent de mathématicienne.) Mais nulle part sur ma liste n'apparaissait le critère « élan amoureux ». Pierre allait être un excellent père, le père tant désiré lorsque j'étais moi-même enfant. Que je me sente plus ou moins attirée physiquement et plus ou moins amoureuse, cela a pesé pour bien peu dans la balance !

Aujourd'hui, mon âme fatiguée par ta mort, Romy, a résisté à l'envie de se taire. Le silence peut aussi être un mensonge. Et parce que je sais le poids des mots, j'en ai choisi de très lourds. Des mots chargés d'adieux qui empêcheraient tout mouvement de recul. Ils sont tombés aux pieds de Pierre, les uns après les autres, comme des briques. Que les plans du mur aient été dévoilés au début de notre relation, cela importait peu. On allait m'accuser, parce que c'était moi qui avais parlé et avais mené à bien tout le travail de maçonnerie. J'ai choisi la vérité à tout prix ; eh bien, je peux être satisfaite, elle a tout pris !

— Pierre, tu te rappelles cet homme que j'ai rencontré chez Renaud-Bray et que j'ai revu parce que j'aurais aimé qu'il interprète mes chansons... Yves... Tu l'as rencontré à mon lancement... Il m'a fait réaliser à quel point la passion me manque. J'ai voulu croire que je ressentais seulement de l'amitié pour lui. Eh bien, je me suis menti !

— Arrête de le voir, c'est tout.

— Ça ne réglera pas le problème. Pour moi, c'est clair, Pierre, je crois qu'on est mieux de se laisser. Je ne veux plus vivre les choses à moitié. Depuis plus de deux ans, je m'invente un élan amoureux qui ne vient pas la plupart du temps. Parce que tu es bourré de qualités, j'essaie de me convaincre que je t'aime. C'est vrai que je t'aime, profondément même, mais pas comme tu le mérites, et ça nous rend tous les deux malheureux. Je sais que c'est déraisonnable. Je sais que je vais te blesser. Je sais que je devrais rester. Je sais qu'on va me juger. Mais je n'en peux plus...

La voiture s'est arrêtée. On a parlé encore longtemps... de l'amour, de la passion, de toi. Il m'a dit que je n'avais pas le droit de l'abandonner alors que son deuil n'était pas fini. Il avait raison... Mais il n'y a que toi, Romy, qui aurais pu me retenir.

— Est-ce que tu vas le revoir ?

— Pas tout de suite. Je ne sais même pas s'il est inté-ressé... Mais, oui... j'ai l'intention de le revoir.

— Sors de ma voiture. Et cherche-toi un endroit pour dormir à partir de demain. C'est ta dernière nuit dans l'appartement... et ta première dans le salon.

Bien que prévisible, et même souhaitable pour lui, la colère de Pierre m'a effrayée. Est-ce que j'aurais dû me taire, faire comme si ?... Mais il est trop tard. De toute façon, que pourrais-je vraiment pour le bonheur de Pierre, sinon le miner par mon désir d'être ailleurs ? Et si je restais pour moi, ce ne serait que par besoin de sécurité... Or, je sais que la vie ne peut désormais ressembler qu'à ma grossesse. C'est ce que tu m'as appris, Romy.

Malgré tous les pleurs passés et à venir, jamais je ne regretterai l'amour immense que j'ai ressenti pour toi. J'aime mieux vivre pleinement neuf mois que mollement neuf ans. On ne devrait pas passer sa vie sur un tricycle par peur de tomber. Je veux une vraie bicyclette, une à dix vitesses... non, une à vingt vitesses.

Je veux aller de l'avant, quitte à me retrouver à plat ventre par terre, le corps couvert d'égratignures. De toute manière, que peut-il m'arriver de pire que de t'avoir reçue morte dans mes bras après vingt-deux heures de contractions ? Voilà pourquoi je partirai, Romy ! Pardonne-moi de laisser le père extraordinaire que j'ai mis tant de soin à te trouver.

Vouloir vivre est-il devenu un désir infâme, un affront meurtrier à l'enfant déjà morte que tu es ? Le bonheur, y ai-je encore droit ? Le moindre petit rire que je laisse échapper ne peut-il être qu'un grave outrage à la douleur éternelle que doit éprouver une mère d'avoir perdu son enfant ? Mon avenir devrait-il se limiter à me tenir debout avec ton cadavre dans la tête ? Faut-il laisser ma raison pourrir avec ton corps ? La culpabilité me fait me poser de bien sordides questions.

C'est que je n'arrive toujours pas à accepter que mon cœur puisse battre depuis trente-cinq ans et que le tien se soit arrêté avant même d'avoir vécu un seul jour.

L'exception, c'est ça ! Je suis cette exception qui confirme la règle, la règle étant que plus on vit longtemps, plus les « chances » de mourir augmentent. Une belle loi mathématique qui a fait défaut le 2 septembre. En tout cas, le jour où je vais mourir, ça fera un beau total de jours volés sur ton dos, ma fille.

Aucun parent ne devrait survivre à son enfant. Aucun ! De toute façon, toute loi qui comporte des exceptions ne peut être, par définition, qu'une mauvaise loi. C'est d'un illogisme condamnable. Et, cette fois, c'est l'enseignante de français qui l'affirme. Les élèves ne sont pas dupes. L'exception enlève toute crédibilité à la règle. Combien de parents ont été adoptés après s'être retrouvés sans enfant ? Aucun ! Ça, c'est de la règle ! Pourtant, ils deviennent tous, « sans exception », à jamais, des orphelins au cœur plein d'effroi. Il faudrait des orphelinats pour recueillir et relever – et non pas élever – les parents qui se voient leur titre retiré.

Quel est le pourcentage d'enfants qui meurent avant leurs parents ? Je ne l'ai trouvé nulle part. Et le pourcentage d'enfants mort-nés ? Ça, je le sais... Du moins, je le savais. Je l'ai lu dans un livre... ou dans un article. Un autre chiffre qui s'est mêlé aux autres... Tout ce que j'ai retenu, c'est que je faisais partie d'une minorité invisible...

C'est ma dernière nuit ici. Ta chambre vide me manquera. J'ai pensé à aller y dormir, mais j'ai préféré la laisser vide de toi, comme elle a toujours été. Ton père aussi me manquera. Tout ce que j'aurais voulu ressentir pour lui et qu'il méritait tant... a creusé entre nous un abîme plus profond qu'un amour consommé jusqu'à la lie.

Chambre à part

L'année qui s'achève nous laissera, Pierre et moi, plus dépouillés que le plus garni des sapins de Noël après le réveillon. Romy, tu auras été le premier cadeau retiré de nos mains d'enfants avides qui sont, depuis, restées ouvertes et vides.

Chapitre 11
Chambre à louer

« On est ce qu'on a perdu. »

tiré du film *Amores Perros*

*I*l n'y a qu'une seule boîte qui soit restée fermée depuis que j'habite ce nouvel appartement. Pourtant, c'est la plus petite. C'est aussi la plus précieuse. C'est la boîte de ma fille, une sorte de boîte noire. Elle doit posséder une grande résistance à la destruction pour avoir réussi à tenir le coup devant les pires cataclysmes sans que sa mémoire défaille. Tout ce qui concerne la vie de Romy s'y retrouve, compilé par ordre chronologique. J'attendais ce 2 mars, ce sixième mois, pour l'ouvrir.

Cette boîte, je l'ai reçue à l'occasion de mon *baby shower* alors que j'étais enceinte de sept mois et demi. C'était le 20 juillet au matin. J'avais l'impression qu'on célébrait mon mariage, celui qui m'unissait à ma fille à jamais. Mes sœurs et mes amies m'ont surprise en robe de chambre... Elles m'ont laissé le temps de me faire une beauté et de passer une robe un peu plus de circonstance ; tandis que, comme de bonnes marraines fées, elles dressaient la table.

C'était une fête simple ; mais, pour moi, c'était la fête la plus grandiose qu'on m'avait jamais préparée. J'étais tellement heureuse... Les coups de pied de ma fille, les mains envieuses qui caressaient mon ventre, l'amour et l'attendrissement dans les yeux, les sourires complices, le soleil plein la cuisine, les femmes qui m'étaient les plus chères qui tournaient sur elles-mêmes dans la chambre de ma fille, sans parler de tous ces cadeaux... On se serait cru à un bal : c'était le premier auquel j'assistais et j'étais l'invitée d'honneur.

Toutes les cartes reçues ce jour-là, pendant que j'exécutais mon vol en haute altitude, je les ai gardées et déposées au fond de cette boîte ornée d'un énorme papillon bleu qu'on m'avait également offerte. Je me suis dit qu'un jour je remettrais ce modeste coffre au trésor à ma fille, que je profiterais de l'occasion pour lui raconter l'histoire du papillon venu me visiter par un beau jour de printemps, mais que j'y accumulerais d'abord une tonne de souvenirs...

Si j'avais su alors que de cette petite caisse enregistreuse, j'étais en train de préserver le contenu pour moi seule... Sous le couvercle, sous deux ailes grandes ouvertes, tout est compilé : il ne manque que les traces du *crash* entre les cartes de bons vœux et les cartes de condoléances, comme si l'écrasement au sol n'avait jamais eu lieu.

Pourquoi la vie s'adonne-t-elle à la chasse aux papillons ? Pour le seul plaisir de se monter une collection d'une rare beauté, qu'elle laisse s'empoussiérer et se décomposer dans un coin après l'avoir contemplée une seule et pauvre petite fois ? Elle n'a donc jamais pensé aux timbres ? Ils ont une bien meilleure valeur marchande et on n'a pas à les faire tomber du ciel pour les ramasser.

Romy, tu aurais six mois aujourd'hui... La pupille concentrée dans l'objectif, j'aurais attendu pour saisir ton visage en gros plan, pour voir ta bouche et ton regard réjouis s'agrandir. J'aurais attendu quelques minutes devant ce que je dois accepter d'abandonner depuis des mois sans l'avoir jamais, ne serait-ce qu'une seconde, entrevu. La couleur de tes yeux et le sourire sur tes lèvres, je les aurais fixés sur papier glacé ; puis je les aurais fait encadrer pour les mettre sur le mur le plus visible de ma chambre. C'est ainsi que je l'aurais commencée, moi, ma collection de papillons.

Cet après-midi, je me suis rendue sur ta tombe. J'ai d'abord pleuré parce que je n'arrivais plus à la retrouver. Quelle idée de mettre deux cimetières côte à côte ! Longtemps, obstinée, en quête de toi, j'ai scruté des rangées de pierres grises qui prétendaient raconter la vie d'hommes en la résumant par deux dates. Complètement découragée et épuisée, je me suis finalement arrêtée. Dans ma voiture, les yeux en larmes, j'ai crié à l'injustice :

— Même dans un cimetière, je n'arrive pas à la trouver. J'veux juste la tombe de ma fille. Est-ce que j'en demande encore trop ? J'veux juste sa tombe. J'veux juste mettre des fleurs sur sa tombe...

Et quand je suis finalement arrivée où tu reposes, j'ai pleuré de fatigue : de te chercher depuis deux heures, de te chercher depuis six mois. Même là, sur ton corps qui se fond tranquillement à la terre, je ne t'ai pas sentie.

Du monde des vivants, tu ne fais plus partie. Du monde des vivants, tu t'es retirée avant même d'en faire partie. Est-ce trop simple pour que j'arrive à me rentrer ça dans la tête une fois pour toutes ? À dire vrai, dans ma tête, je crois que c'est rentré depuis le début. C'est dans mon cœur que je n'y arrive pas... et ça finit toujours par me sortir de la tête...

L'envie de te retenir est si forte. Sur mes nouveaux murs sont encore exposées plusieurs photos de toi. Nous sommes ensemble. Tu es tantôt vivante dans mon ventre, tantôt morte dans mes bras ; je suis tantôt tellement là, tantôt tellement ailleurs. Un petit ange aussi témoigne de ton passage dans ma vie, c'est le même que tes mains décharnées doivent encore tenir sous la terre.

Ce petit ange doré, il se balance au-dessus de ma table de travail. C'est ma muse, probablement Érato, la muse de l'élégie exacerbée, qui m'aide à écrire ton histoire. Voilà à quoi ont servi les derniers mois : remplir cette fenêtre vide qu'est mon écran d'ordinateur du trop-plein de mon manque ! Et pour finir, des feuilles, des restants d'arbres morts, ont reçu ma peine bien vivante mais souvent très brouillonne.

Au paroxysme de ma douleur, j'ai su que seule l'écriture pourrait venir à mon secours. Le mal aigu qui empoignait mon âme, je l'ai épanché mot après mot, comme une confidence trop lourde qu'on dépose entre les bras d'un inconnu.

Sur une longue étendue de neige blanche, j'ai laissé des traces de ma longue plainte. En filigrane, entre chaque pas engagé péniblement vers un avenir meilleur, j'ai entrepris de raconter d'abord ton corps charnu et puis ton corps qui se décharne peu à peu. C'est un peu simpliste comme trame de fond pour un roman ; pourtant, c'est d'une grande complexité pour la romancière beaucoup trop impliquée dans cette histoire que je suis.

Il serait aisé d'affirmer que je me suis offert une thérapie à temps plein. Ce n'est pas tout à fait faux puisque je passe autour de dix heures par jour à ne parler que de toi à mon clavier. Je le frappe sans jamais me fatiguer. Si tu savais comme ça me fait du bien de le voir exécuter mes ordres à la lettre. Il n'y a plus que lui que je contrôle dans ma vie. Au bout de mes doigts, il ne discute jamais le mandat pour lequel il a été engagé. En silence, il se contente de le remplir et de tenter de le mener à bien.

Hormis les vingt-six lettres de l'alphabet, tout le reste de l'Univers m'échappe. Avec ta mort, c'est la réalité au grand complet, celle que j'avais organisée depuis mon plus jeune âge, qui s'est effondrée. Avec elle a disparu aussi la totalité de mes repères et de mes défenses, que je voulais établis pour l'éternité. Après ta mort, je suis morte à mon tour à une vie qui ne me ressemblait pas. Je suis morte à l'adulte qui avait grandi avec ses peurs d'enfant, avec sa peur d'aimer.

Comme un fruit oublié sous son arbre en fin d'automne, bien que j'aie survécu à l'hiver, tout ce que j'étais n'est plus. Seul le cœur de mon être a subsisté, peut-être en mémoire du tien qui a été la première partie de toi à périr. Il ne reste que mon essence, une poignée de pépins à planter. Je suis toute petite, éparpillée, encore à l'état de promesse. Mais j'ai bon espoir, le printemps est si près...

Chapitre 12
Chambre avec vue sur le désert

« L'espérance [...] est la plus grande et la plus difficile
victoire qu'un homme puisse remporter sur son âme. »

Georges Bernanos

*A*vant de partir, j'ai encore ouvert ta boîte... sans pleurer, cette fois. J'ai même senti comme une étrange chaleur me traverser le cœur tandis que j'en éparpillais le contenu, mille fois visité, sur le lit. Les seuls vêtements que tu aies jamais portés, le papier carton qui a touché tes pieds trempés d'encre noire, la mèche de tes cheveux roux « comme les miens », ton visage tranquille... Ta vie trop brève que je traînais depuis sept mois.

Sur chaque objet, que j'ai usé à force de m'y accrocher, j'ai arrêté longtemps mes mains. Puis, sur chacune des photos qui avait un lien, si minime soit-il, avec ta venue en ce monde, j'ai laissé mes yeux se promener de long en large. Une dernière fois, j'ai entrepris le voyage singulier que nous avons fait ensemble. J'ai parcouru en silence, kilomètre par kilomètre, la route que nous avons partagée. Et je l'ai trouvée magnifique.

Le seul accident dont je ne suis pas fière, mais que je n'ai pu éviter, est celui que mon virage à 180 degrés a causé. Ce coup de volant à gauche, que j'ai donné pour aller récupérer mon cœur qui traînait depuis trop longtemps sur la voie d'évitement, a causé une grave collision entre ton père et moi, une collision que ton père ne me pardonnera sans doute jamais... Sache que je le regrette profondément ; Pierre mérite tant d'être heureux. Mais, même si j'étais restée, je crois que notre couple aurait fini tôt ou tard par déraper. Ta venue m'a tant changée...

Pour la première fois, ce n'est pas l'envie de m'affliger de ta mort ni celle de me condamner pour la somme de mes bévues qui m'a envahie, mais celle de me réjouir de ta courte existence. J'ai voulu alors que tu saches combien ton petit bout de vie a bien valu ma grande peine. J'ai voulu aussi te dire à quel point je me sentais privilégiée d'être l'héritière de ta vie qui n'était vraiment que de passage sur terre.

Jusque-là, j'étais beaucoup trop occupée à retenir ton corps friable pour apprécier le bonheur durable que tu es venue déposer au creux de mon ventre ; or, tout à coup, c'est comme si j'avais senti cette étrange félicité qui avait commencé à s'épanouir à mon insu au plus profond de mon être. Il ne me restait plus qu'à la reconnaître, à l'accueillir et à lui faire honneur.

J'ai donc pris tous ces objets, auxquels je m'étais accrochée comme à une bouée de sauvetage, pour leur choisir un lieu sûr mais moins accessible... J'ai fini par ranger précautionneusement ce que j'avais dérangé trop longtemps. Puis, mes mains libres sont retombées de chaque côté de mon corps, mes épaules se sont relâchées et mes lèvres se sont entrouvertes pour laisser échapper un long soupir de soulagement.

Le moment était venu de laisser ta mort derrière moi et de regagner le rivage. En répondant enfin à l'avenir qui m'appelait, je n'abandonnais rien d'autre que ma peine. Seul l'ange à la gauche de l'ordinateur est resté là à se balancer... Je crois qu'il préparait son envolée.

C'est ici, au beau milieu du désert, dans le nord du Chili, que j'ai eu envie de me rendre pour célébrer la fin de mon deuil. Un voyage inestimable pour mon âme... Car c'est ici que j'ai choisi de renaître à la vie qu'était la mienne. C'est le vide si profondément ressenti, c'est l'absence de tout, c'est la traversée des derniers mois que j'achève ici, avant que l'avancée des sables ne dévore ma vie en entier. Je regagne mon oasis, ce petit point d'eau entouré de végétation qu'est mon cœur.

J'ai trouvé qu'il n'y avait pas de plus bel endroit que le désert avec son silence absolu et ses infinités dorées pour te laisser t'envoler, ma fille, ma petite fille plus grande que tout. Mais avant de te laisser partir, je voulais te rendre grâce...

Parce que je t'ai rencontrée et que tu m'as donné les seuls neuf mois de ta courte vie, je ne serai plus jamais la même. Parce que j'ai rencontré la mort dans mon propre corps, que je l'ai expulsée au bout de mes forces et que je l'ai regardée en pleine face, je ne verrai plus jamais la vie de la même manière. Parce que je t'ai aimée de mon vivant et même lorsque j'ai eu envie de mourir, je n'aimerai plus jamais de la même façon.

Je voulais tout t'apprendre, Romy, et c'est toi qui m'as appris la plus grande chose que j'ignorais après trente-cinq ans. Par ta mort, tu m'as appris la vie. Oui, tu m'as appris que la vie n'était qu'amour !

Voilà pourquoi, en ce matin de Pâques, je me retrouve au cœur du désert, que je rêve de voir depuis que je suis toute petite, à te parler en silence avec, à quelques pas de moi, cet homme que j'ai pris le risque d'aimer... Un beau risque qui donne encore plus de sens à mon rêve d'avoir un enfant...

Mais ce rêve est remis à plus tard, car je sais maintenant qu'il est inutile de bousculer la vie... Mon seul devoir est d'oser la vivre, c'est ce que tu m'as enseigné...

Ainsi, pour la première fois, je vais d'abord goûter à l'amour, au risque de le perdre. Je vais prendre le temps de le construire, cet amour, au risque de le perdre. Et j'aurai peut-être ensuite, avec cet homme que j'aime parce que, pour la première fois, je n'ai pas peur d'aimer, un enfant, que j'aimerai autant que toi, au risque de le perdre.

Lectures suggérées

Voici quelques auteurs qui m'ont aidée.

Bitouzé, V. *Le fœtus, un singulier patient ; espoirs et doutes chez les soignants de médecine fœtale*, Paris, Éditions Seli Arslan, 2001.

Bydlowski, M. *La dette de vie – Itinéraire psychanalytique de la maternité*, Paris, Presses Universitaires de France, 1997.

Delaisi de Parseval, G. *La part de la mère*, Paris, Éditions Odile Jacob, 1994.

De Montigny, F., et L. Beaudet. *Lorsque la vie éclate : l'impact de la mort d'un enfant sur la famille*, Ville Saint-Laurent (Québec), Éditions du Renouveau pédagogique inc., 1997.

Deslauriers, G. « Deuil au masculin – Quand mon père est mort » dans *Frontières*, hiver 1997, p. 54-56.

Deslauriers, G., et M. Dell'Aniello. *La mort d'Yves*, Montréal, Libre Expression, 2000.

Dolto, F. *Tout est langage*, Paris, Gallimard, 1989.

Freneuil, F. « L'enfant de remplacement » dans *Dossiers-Éducation*, août 1998.

Garel, M., et H. Legrand. *La grossesse perdue : Comment faire face à une fausse couche spontanée*, Paris, Éditions Ramsay, 1990.

Lebel, H., et R. Paquette. « Le stress post-traumatique » dans *Psychomedia.qc.ca*, 1996.

Lemieux, L. « Spiritualité et soins infirmiers » dans *L'Infirmière du Québec*, juillet-août 1999, p. 31-37.

Les Amis compatissants : documentation publiée par ce groupe d'entraide et articles tirés du *Bulletin*, Montréal, 1990-2004.

Mini DSM IV : critères diagnostiques, Paris, Masson, 1996.

Pinard, S. *De l'autre côté des larmes*, Boucherville, Les Éditions de Mortagne, 1997.

Rousseau, P. *Les dossiers de l'obstétrique,* no 247, février 1997, p. 4-6.

Rousseau, P. *Le deuil périnatal. Accompagnement de la famille. Prévention des répercussions chez les enfants*, Association française Naître et Vivre, 1988.

Rousseau, P., et K. Moreau. « Le deuil périnatal » dans *L'enfant*, no 5, 1984, p. 39-52.

Wright, B. *La crise : manuel d'intervention à l'usage des infirmières*, Saint-Hyacinthe, Éditions Edisem, 1987.

Yarwood, A. *La perte d'un bébé*, Ottawa, L'Institut canadien de la santé infantile, 1983.

Verdon, C. « Les réactions de deuil des parents lors d'une perte périnatale » dans *Frontières*, printemps 2004, p. 38-42.

PUBLICATIONS
de Suzi Fréchette-Piperni

Responsable du groupe de soutien
Les rêves envolés
Centre hospitalier Pierre-Boucher

« Accompagner le deuil périnatal » dans *Frontières*, vol. 16, nᵒ 2, printemps 2004.

« La perte d'un bébé et les autres enfants de la famille » dans *Soins : Pédiatrie et Puériculture*, nᵒ 199, mars-avril 2001, p. 31-36.

Fréchette-Piperni, S., et C. Verdon. « La perte d'un bébé durant la première moitié de la grossesse » dans *L'infirmière du Québec*, vol. 8, nᵒ 3, janvier-février 2001, p. 28 et 39-42.

Fréchette-Piperni, S., et L. Handfield. *La montée laiteuse suite au décès de votre bébé*, dépliant disponible au Centre hospitalier Pierre-Boucher, 2001.

Deuil périnatal : Comprendre pour mieux aider. Guide d'interventions pour les infirmières, document disponible au centre hospitalier Pierre-Boucher, 1999.

Le *décès périnatal et la fratrie ; guide à l'usage des parents*, dépliant disponible au Centre hospitalier Pierre-Boucher, 1998.

« Rêves envolés : le rôle inestimable du médecin de famille lors d'un deuil périnatal » dans *Le Médecin du Québec*, vol. 33, nᵒ 10, octobre 1998, p. 93.

« Deuil périnatal : interventions du médecin de famille » dans *Le Cordon, Bulletin officiel de l'Association des Omnipraticiens en Périnatalité du Québec*, vol. 3, nᵒ 2, juin 1994, p. 5-6.

« Le décès périnatal » dans *Le chant du cygne*, J. Dufresne (dir.), Montréal, Éditions du Méridien, 1992, pp. 161-166.

« Le deuil périnatal » dans *Nursing Québec*, vol. 10, n° 3, mai-juin 1990, p. 17-21.

Brunet, G., et Fréchette-Piperni, S. « Le deuil périnatal : comment aider la famille affligée » dans *Le médecin du Québec*, septembre 1990, p. 69-75.

Ressources pour les parents

AU QUÉBEC

GROUPES DE SOUTIEN POUR LE DEUIL PÉRINATAL

Les perséides
YMCA
855, avenue Holland, Salon Reed, Québec
Tél. : (418) 990-2737
Responsable : Les accompagnatrices

Les rêves envolés
Centre hospitalier Pierre-Boucher
1333, boul. Jacques-Cartier est, Longueuil
Tél. : (450) 468-8111 # 2309
Responsable : Suzy Fréchette-Piperni, infirmière

Les rêves envolés-Outaouais
Naissance-Renaissance Outaouais
Tél. : (819) 561-4499
Animatrice : Francine De Montigny, infirmière

Mes anges
Centre hospitalier ambulatoire régional de Laval
1515, boul. Chomedey, Laval
Tél. : (450) 978-8301
Responsable : Julie Émond, infirmière

Nourrissons-nous
CLSC du Centre de la Mauricie
1600, boul. Biermans, Shawinigan
Tél. : (819) 539-8371 # 560
Responsable : Louise Desaulniers, infirmière

Paroles aux anges
CLSC La Presqu'île
490, boul. Harwood, Vaudreuil-Dorion
Tél. : (450) 455-6171 # 359
Responsable : Manon Cyr, infirmière

Par amour pour Marie-France
Hôpital Pierre-Le-Gardeur
135, boul. Claude-David, Repentigny
Tél. : (514) 644-2105
Responsable : Claudine Gour, maman

Poussière d'anges
Naissance-Renaissance Estrie
1190, Bowen Sud, Sherbrooke
Tél. : (819) 569-3119
Responsable : Marie-Hélène Malo

De nouveaux groupes de soutien voient le jour régulièrement. Votre CLSC peut vous renseigner sur l'existence d'un groupe pour le deuil périnatal dans votre région.

Les parents peuvent aussi trouver du soutien auprès de groupes qui accueillent des parents ayant perdu :

- **Un enfant de 0 à 10 ans**

Les amis de Simon (à Terrebonne)
Tél. : (450) 492-9179
Responsable : Laurette Lachapelle

- **Un enfant, quel que soit son âge**

Les amis compatissants (à Montréal et plusieurs groupes en région)
Tél. : (514) 933-5791

Solidarité deuil d'enfant (région de Québec)
Tél. : (418) 990-0435

Compassionate friends (en anglais)
Tél. : (866) 823-0141

Groupe pour les parents qui planifient ou vivent une nouvelle grossesse après avoir perdu un ou des bébés

Les nouveaux rêves
Centre hospitalier Pierre-Boucher
1333, boul. Jacques-Cartier est, Longueuil
Tél. : (450) 468-8111 # 2309
Responsable : Suzy Fréchette-Piperni, infirmière

AUTRES RESSOURCES

Soutien téléphonique ou rencontres

Le CLSC de votre région : rencontre individuelle, de couple ou familiale avec une infirmière, un intervenant social ou un psychologue.

Soutien téléphonique

Le Centre de soutien au deuil périnatal
875, Grande Allée, C.P. 60039, Boisbriand (J7G 3G4)
Montréal : (514) 990-1003
Québec : (418) 990-2737

Center for Reproductive Loss (anglais)
Montréal
Tél. : (514) 486-6708
Responsable : Kathleen Gray

Ressource spécifique
pour le syndrome de mort subite de nourrisson

Centre Jérémy Rill
Hôpital de Montréal pour enfants
2300, Tupper, suite C-833, Montréal
Tél. : (514) 934-4400 # 3143

Soins palliatifs pédiatriques
Équipe de soins palliatifs pédiatriques de l'Hôpital de Montréal pour enfants
Un membre de l'équipe est disponible en tout temps, 24 heures sur 24.
Tél. : (514) 412-4400

Centre de prévention du suicide du Québec
Tél. : 1 866 277-3553.
En composant ce numéro, votre appel sera acheminé automatiquement selon votre région, pour que vous puissiez obtenir de l'aide rapidement.

Centres d'intervention de crise
Il est possible de recevoir un soutien en cas de détresse émotionnelle ou de problème psychiatrique, en tout temps, dans un centre de crise de votre région. Vous pouvez obtenir le numéro en téléphonant à Info-santé ou à votre hôpital.

Tel-Aide
Vous pouvez trouver une écoute et un soutien téléphonique auprès de Tel-Aide ou d'un autre centre d'écoute dont le numéro se retrouve au début de votre annuaire téléphonique.

Phobies-Zéro
Soutien pour crises de panique, troubles anxieux, obsession-compulsion
Ligne d'écoute 24 heures sur 24 et groupes de soutien.
Tél. : (514) 276-3105

EN FRANCE

Associations et institutions ayant des activités spécifiquement dédiées à l'accompagnement du deuil périnatal

ADEP 56 – Accompagner le deuil périnatal
5, impasse Pablo Neruda - 56530 Queven (Lorient)
Tél. : 06 24 19 46 92
C. élec. : pnf.56@wanadoo.fr
Responsable : Françoise Plunian
Entretiens de soutien individuel ou de couple
Groupe de parole (avec service de garde des jeunes enfants)

ALISADE
24, montée Collet des Comtes - 13011 Marseille
Tél. : 06 31 47 84 34
C. élec. : carole.tardif@lpl.univ-aix.fr
Responsable : Carole Tardif
Entretiens de soutien
Groupes d'entraide

AMC
30-32, rue Aux Ours - 76000 Rouen
Tél. : 02 35 98 18 19
C. élec. : amcml@wanadoo.fr
Responsable : Monique Lefevre
Entretiens de soutien individuel ou de couple
Groupes de parole

ASP DEUIL TOULOUSE MIDI-PYRÉNÉES

40, rue du Rempart Saint-Étienne - BP 182 - 31004 Toulouse Cedex 6
Tél. : 05 61 12 43 43
C. élec. : asp.toulouse@free.fr
Responsable : Véronique Lutgen
Groupes de parole
Entretiens de soutien individuel ou de couple
Écoute téléphonique deuil : 05 61 23 71 88

ASSOCIATION ANTOINE, NUBIA, ALINE ET LES AUTRES (AANAA)

2, place de la République - 33701 Mérignac-Arlac (Bordeaux)
Tél. : 05 56 76 16 06
C. élec. : aanaa33@aol.com
Site : http://aanaa.fr.st
Responsable : Jocelyne Goût
Écoute téléphonique
Groupes de parole
Entretiens de soutien

ASSOCIATION CLARA

Résidence de l'Étoile, boulevard Roger Licca - 84700 Sorgues (Avignon)
Tél. : 04 90 39 40 49
C. élec. : association.clara@caramail.com
Site : http://association.clara.free.fr
Responsable : Florence Basset

ASSOCIATION FRANÇAISE ÉCLIPSE

2, rue du Pont Martin - 30620 Uchaud (Nîmes)
Tél. : 06 63 72 12 06
Responsable : Blandine Garcia
Entretiens de soutien individuel ou de couple

ASSOCIATION PETITE ÉMILIE

41, rue Berthie-Albrecht - 95210 Saint-Gratien (Paris)
Tél. : 06 20 50 46 97
C. élec. : contact@petiteemilie.org
Site : www.petiteemilie.org
Responsable : Caroline Lemoine
Groupes informels et spontanés
Livret d'accompagnement pour les parents disponible sur
le site

ASSOCIATION PRISME

Clos Saint-François, 8, rue Serpentine - 26400 Aouste-sur-Sye
(Valence)
Tél. : 04 75 25 16 42
C. élec. : chrystel.lux@voila.fr
Responsable : Chrystel Guier
Entretiens de soutien, y compris à domicile sur demande
Groupes d'entraide fermés
Écoute téléphonique

AXELLE, ÉLISE, LOUISE, TOM ET LES AUTRES

48, rue des Grèves - 03000 Moulin
Tél. : 04 70 20 68 83
C. élec. : assoaelt0363@aol.com
Responsable : Laure René
Groupes de parole
Entretiens et rencontres sur demande

Véronique et Jean-François DOLOY

256, chemin du Vallet - 38260 Pajay (Grenoble/Lyon)
Tél. : 04 74 20 45 56
Téléc. : 08 25 17 13 58
C. élec. : familledoloy@libertysurf.fr
Site : http://lisanotreange.chez.tiscali.fr
Entretiens de soutien téléphoniques

ENTRAIDE NAISSANCE HANDICAP 95

Hôpital d'Argenteuil
69, rue du Lieutenant Colonel Prudhom - 95100 Argenteuil (Paris)
Tél. : 01 34 23 17 31
C. élec. : amale.hazael-massieux@ch-argenteuil.fr
Responsable : Amale Hazael-Massieux
Autour du handicap, du diagnostic anténatal et de la mort périnatale
Entretiens de soutien individuel ou de couple
Écoute téléphonique

FÉDÉRATION NATIONALE CORIOLANE ET LES LAVANDES

10, chemin du Vieux Moulin - 69160 Tassin-la-Demi-Lune (Lyon)
Tél. : 06 15 73 40 57
C. élec. : leslavandes@hotmail.com
Site : www.leslavandes.fr.fm
Responsable : Nathaly Delnord
Soutien et entraide psychologique
Groupes de parole

GROUPES DE PAROLE ET D'ÉCOUTE POUR LE DEUIL PÉRINATAL

Hôpital Chubert, centre hospitalier Bretagne-Atlantique
20, boul. Maurice Guillaudot - 56017 - Vannes
Tél. : 02 97 45 05 38
Responsable : Françoise Bougio
Salle des Fêtes de Ploëmer 56800 Ploëmer
Tél. : 02 97 93 74 45
Responsable : Laurence Danion

LAIT-SANS-CIEL
74, rue de la Fontaine - 78670 Villennes-sur-Seine (Paris)
Tél. : 06 81 25 85 43
C. élec. : haussaire-niquet@wanadoo.f
Responsable : Chantal Haussaire-Niquet
Accompagnement individuel, couple, fratrie, famille
Groupes d'entraide

L'ENFANT SANS NOM - PARENTS ENDEUILLÉS
25, rue Carnot - 71100 Chalon-sur-Saône
Tél./Téléc. : 03 85 48 50 04
C. élec. : lenfantsansnom@free.fr / sophie.helmlinger@liberty-surf.fr
Site : http://lenfantsansnom.free.fr
Responsable : Sophie Helmlinger
Groupes de parole
Écoute téléphonique
Contacts dans certaines régions (Angers, Besançon, Lyon, Pontarlier, Tours). Se renseigner auprès du siège de Chalon-sur-Saône.

NAÎTRE ET VIVRE ASSOCIATION NATIONALE
5, rue La Pérouse - 75116 Paris
Tél. : 01 47 23 05 08
C. élec. : contact@naitre-et-vivre.asso.fr
Site : www.naitre-et-vivre.asso.fr
Responsable : Myriam Morinay
Association de parents ayant perdu un enfant de la mort subite du nourrisson (MSN) et d'autres causes à partir de la naissance jusqu'à 3 ans.
Accueil téléphonique
Groupes de soutien
Prendre contact avec le Secrétariat National (01 47 23 98 22) pour les antennes dans les régions.

PARENTS ET DIAGNOSTIC PRÉNATAL
La Grange du Château, 8, rue du Château - 38320 Eybens
(Grenoble)
Tél. : 04 76 92 26 51
C. élec. : nellygros@wanadoo.fr
Responsable : Nelly Gros
Tél. : 04 76 25 68 19
C. élec. : christellekf@free.fr
Responsable : Christelle Ferez
Tél. : 04 76 14 00 46
C. élec. : jorene@cayrac.fr.fm
Responsable : Jorène Bokel-Cayrac
Écoute et entretiens de soutien – deuil périnatal
Groupes d'entraide en projet selon la demande

TENDRE L'OREILLE
Maison de la Vie Associative Le Ligourès, Place Romée de
Villeneuve - 13090 Aix-en-Provence
Tél. : 04 42 28 24 31
C. élec. : tendre.loreille@laposte.net
Site : www.aix-asso.org/tendreloreille
Responsable : Nicole Foulon
Groupes d'écoute et de soutien
Accompagnement individuel, couple, parents, famille

**UNITÉ FRANÇOIS-XAVIER BAGNOUD – Fondation
Croix Saint-Simon**
125, rue d'Avron - 75960 Paris Cedex 20
Tél. : 01 44 64 43 50
Téléc. : 01 44 64 43 51
C. élec. : fxb@croix-saint-simon.rss.fr
Site : www.fxb.org
Groupes d'entraide fermés

Accompagnement individuel, de couple, fratrie ou famille
Actions de formation auprès des animateurs de groupes d'entraide, etc.

VALENTIN A.P.A.C. (Association de porteurs d'anomalies chromosomiques)
52, La Butte Églantine - 95610 Éragny-sur-Oise (Paris)
Tél./Téléc. : 01 30 37 90 97
C. élec. : contact@valentin-apac.org
Site : www.valentin-apac.org
Forum : http://forums.multimania.lycos.fr/use/valentinapac/
Responsable : Isabelle Marchetti-Waternaux
Groupes d'entraide pour tous deuils liés à une anomalie chromosomique

VIVRE APRÈS
42, route de Plappeville - 57050 Le Ban Saint-Martin (Metz)
Tél. : 03 87 51 77 47 – Port. : 06 81 79 78 90
C. élec. : eclampsie@wanadoo.fr
Site et forum : http://membres.lycos.fr/preeclampsie/Index.htm
Responsable : Clara Niquet
Accompagnement des familles faisant face à des pathologies obstétricales graves, en cas de vie ou de mort.
Écoute et entretiens de soutien
Groupes d'entraide en projet
Site avec forum de discussion

VIVRE SON DEUIL NORD-PAS-DE-CALAIS
Home des Infirmières, 5, avenue Oscar Lambret - 59037 Lille Cedex
Tél. : 03 20 88 73 46
C. élec. : vivresondeuil.59.62@club-internet.fr
Site : http://nostoutpetits.free.fr

Responsables : Maryse Dumoulin et Karine Taeckens
Groupes de parole
Entretiens de soutien individuel ou de couple
Livret d'accompagnement pour les parents, à paraître en 2005

EN BELGIQUE

ADP (cellule d'aide au deuil périnatal)
Hôpital de la Citadelle, boulevard du 12e de Ligne
1 - 4000 Liège
Tél. : 00 32 42 25 61 87
C. élec. : bruno.fohn@chrcitadelle.be
Site : www.chrcitadelle.be
Responsable : Bruno Fohn
Groupes de parole
Livret d'accompagnement des parents à l'hôpital

ASSOCIATION PARENTS DÉSENFANTÉS
13, avenue des Mésanges - B1300 Wavre
Tél. : 00 32 10 24 59 24
Site : www.parentsdesenfantes.com
C. élec. : parents-desenfantes@tiscali.be
Écoute téléphonique
Visites à domicile
Groupes de soutien ouverts

CHC CLINIQUE SAINT-VINCENT
207 rue François-Lefebvre - B4000 Rocourt
Tél. : 00 32 42 39 41 11
Site : www.chc.be

D.CLIC
Marche en Famenne
Tél. : 00 32 84 36 86 54
Groupe de soutien
Consultations individuelles adultes et enfants

SIRIUS – ACCOMPAGNER LA VIE
Chevrotogne
Tél. : 00 32 83 21 24 94
C. élec. : sirius@swing.be
Groupe de parole pour adultes endeuillés

EN SUISSE

ASSOCIATION ARC-EN-CIEL
Tél. : 02 23 10 40 28
Responsable : Marianne Sulser

ARC-EN-CIEL : LORSQUE L'ENFANT DISPARAÎT
15, rue Michel Chauvet 1208 Genève
Tél. : 02 27 00 17 20 /07 92 26 66 82
C. élec. : patricia.manasseh@edu.ge.cch
Responsable : Patricia Manasseh
Soutien téléphonique ou par courrier électronique
Rencontre individuelle ou de groupe

LA MAIN TENDUE
C.P. 157 1211 Genève
Tél. : 02 23 20 50 87
Soutien téléphonique

SOS DEUIL
Tél. : 02 28 30 05 55

SITES WEB

Il y a des centaines de sites sur le deuil périnatal. Chaque jour, certains naissent, d'autres disparaissent. Il est impossible de tenir une liste à jour.
Sur beaucoup de sites, vous pouvez trouver des liens vers d'autres sites. En plus des sites Web dont les adresses se retrouvent dans les pages précédentes, en voici quelques autres :

http://communities.fr.msn.ca/nospetitsangesauparadis
http://www.femmesensante.ca/facts/quick_show.cfm?subject
=deuil
http://nationalshareoffice.com
http://hygeia.org
http://www.cipap.net
http://www.prenat.ch/f/ressources.htm

AUTRES SUGGESTIONS DE LECTURES POUR LES PARENTS

PERTE PÉRINATALE

Congé maternité sans bébé
Béatrice Trichard-Gautier, Éditions Sparadrap, 2002.
Sur l'interruption médicale de grossesse.

Je pleure mon bébé
Louise Desaulniers, Société scientifique parallèle, 2004.
Réflexions à la suite du décès d'un nourrisson, de la fausse couche à un an de vie.

La cérémonie des anges
Marie Laberge, éditions Boréal, 1998.

La fausse couche et *La grossesse ectopique*
Bereavement Services RTS, La Crosse Lutheran Hospital, 1997.
Dépliants.

La perte d'un bébé
Ann Yarwood. Institut canadien de la santé infantile, 1993.
Disponible aussi en anglais.

Le décès périnatal et la fratrie : guide à l'usage des parents
Suzy Fréchette-Piperni, Centre hospitalier Pierre-Boucher, 1998.

Le deuil périnatal, le vivre et l'accompagner
Chantal Haussaire-Niquet, Haute-Provence, éditions le Souffle d'Or, 2004.

L'enfant interrompu
Chantal Haussaire-Niquet, éditions Flammarion, 1998.
Sur l'interruption médicale de grossesse.

L'insoutenable absence : comment survivre à la mort de son enfant ?
Régina Sara Ryan, éditions de l'Homme, 1995.

Le présent d'Escomelle
Geneviève Sabourin, éditions Escomelle, 1996.

Lorsque la vie éclate : impact de la mort d'un enfant sur la famille
Francine De Montigny et Line Beaudet, éditions du Renouveau pédagogique inc., 1997.

Mourir avant de « n'être »
René Frydman et Muriel Flis-Treves, éditions Odile Jacob, 1997.

Une bataille pour la vie
Jacques Tremblay, Chicoutimi, éditions Félix, 1999.
Sur l'infertilité, la prématurité et le décès néonatal.

Une fausse couche et après
Micheline Garel et Hélène Legrand, éditions Albin Michel, 1995.

Un enfant pour l'éternité
Isabelle de Mézérac, Monaco, éditions du Rocher, 2004.
Accompagner un bébé atteint d'un diagnostic fatal.

LIVRES EN ANGLAIS

Grieving reproductive loss – The healing process
Kathleen Gray et Anne Lassance, Amityville, New York,
Baywood Publ. Co. Inc., 2003.

Un très bon choix de livres en anglais sur différents aspects
du deuil périnatal et du deuil en général sont disponibles
chez Centering Corporation, PO Box 4600, Omaha NE
68104, USA.

www.centering.org

LIVRES POUR LES ENFANTS

Bébé Ours est mort
Jerry Oehler et Catherine Pons, Association des parents
d'enfants prématurés du Québec, 1998.

Dis-moi c'est quoi la mort ?
Louise Champagne, Corporation des thanatologues du
Québec, 1995.

Grand-papa et moi parlons de la mort
B. et M. Alex, Éditions Héritage. Livre pour enfants de 5 à 9 ans.

Les enfants en deuil
Michel Hanus et Barbara Sourkes, éditions Frison-Roche,
1997.

Pour vos enfants et adolescents en deuil
L. Côté, S. Mongeau et M. Viau-Chagnon. Revue *Frontières*,
Université du Québec, Montréal, 1990.
Aussi disponible en anglais.

Quelqu'un que tu aimes vient de mourir, tu vas ressentir ce que l'on appelle le deuil
Isabelle Hanus, éditions Vivre son deuil et Fondations de France.

Tu es jeune, tu as toute la vie
Louise Champagne, corporation des thanatologues du Québec, 1991.
Pour adolescents.

DEUIL EN GÉNÉRAL

Aimer, perdre et grandir
Jean Montbourquette, éditions de Richelieu, 1983.

De l'autre côté des larmes
Suzanne Pinard, Éditions De Mortagne, 1997.

La mort, dernière étape de la croissance
Elizabeth Kubler-Ross, éditions Québec Amérique, 1977.

La mort est un nouveau soleil
Elizabeth Kubler- Ross, éditions du Rocher, 1988.

La perte d'un être cher : le travail du deuil
Roger Régnier, éditions Québécor, 1991.

Le deuil : comment y faire face ? Comment le surmonter ?
Nadine Beauthéac, Paris, éditions du Seuil, 2002.

Le deuil au jour le jour
Christophe Fauré, éditions Albin Michel, 1995.

Les saisons du deuil
Josée Jacques, éditions Québécor, 2002.

Parents en deuil
Harriet Sarnoff-Shiff, Paris, Robert Lafond, 1984.

Perdre mon enfant : tragédie sans nom et sans âge
Margaret Bélanger Lapointe, Production GGC, Sherbrooke, 1993.

Pour ce deuil qui vous afflige : repères pour parents endeuillés
Michèle Viau-Chagnon, Hôpital de Montréal pour enfants, 1994.
Aussi disponible en anglais.

Quand le deuil survient : 80 questions et réponses
Roger Régnier et Line Saint-Pierre, éditions Sciences et Culture, 2000.

Revivre après l'épreuve
Bob Deits, éditions Québécor, 2001.

Survivre au deuil : l'intégration de la perte
Isabelle Delisle, éditions Paulines, 1987.

AUTRES

Mieux comprendre la psychothérapie
Marie Jolicœur et François Sauvé, éditions Stanké Partage, 2000.

Être bien dans sa peau - Traitement éprouvé cliniquement pour vaincre la dépression, l'anxiété et les troubles de l'humeur
Dr David D. Burns, Saint-Lambert, Éditions Héritage, 1994.

On se calme, ou l'art de désamorcer le stress et l'anxiété
Louise Lacourse, Groupe d'entraide G.E.M.E., 2001.
Tél. : (450) 462-4363